湿疹皮炎与皮肤过敏反应诊疗系列丛书

湿疹皮炎与皮肤过敏反应的诊断与治疗

Diagnosis and Treatment of Eczema and Allergic Skin Diseases

（第 2 版）

U0197236

丛书总主编　李邻峰

分 册 主 编　李邻峰　刘玲玲

分册副主编　王美芳　徐　薇

参 编 人 员　（按姓氏笔画排序）

于　欣　王　鑫　王美芳

刘玲玲　李　妍　李　明

李邻峰　张蕊娜　赵　暕

钟　珊　徐　薇　常　远

梁素蓉　程海艳

北京大学医学出版社

SHIZHEN PIYAN YU PIFU GUOMIN FANYING DE ZHENDUAN YU ZHILIAO

图书在版编目（CIP）数据

湿疹皮炎与皮肤过敏反应的诊断与治疗 / 李邻峰，刘玲玲主编. —2 版. —北京：北京大学医学出版社，2023.5

（湿疹皮炎与皮肤过敏反应诊疗系列丛书 / 李邻峰丛书总主编）

ISBN 978-7-5659-2734-8

I. ①湿⋯ Ⅱ. ①李⋯ ②刘⋯ Ⅲ. ①湿疹－诊疗 ②皮炎－诊疗 ③变态反应病－皮肤病－诊疗 Ⅳ. ① R758.2

中国版本图书馆 CIP 数据核字（2022）第 168520 号

湿疹皮炎与皮肤过敏反应的诊断与治疗（第 2 版）

分册主编：李邻峰　刘玲玲
出版发行：北京大学医学出版社
地　　址：（100191）北京市海淀区学院路 38 号　北京大学医学部院内
电　　话：发行部 010-82802230；图书邮购 010-82802495
网　　址：http://www.pumpress.com.cn
E-mail：booksale@bjmu.edu.cn
印　　刷：北京信彩瑞禾印刷厂
经　　销：新华书店
责任编辑：袁帅军　　责任校对：靳新强　　责任印制：李　啸
开　　本：710 mm×1000 mm　1/16　印张：17.25　字数：265 千字
版　　次：2023 年 5 月第 2 版　2023 年 5 月第 1 次印刷
书　　号：ISBN 978-7-5659-2734-8
定　　价：82.00 元
版权所有，违者必究
（凡属质量问题请与本社发行部联系退换）

丛书总主编简介

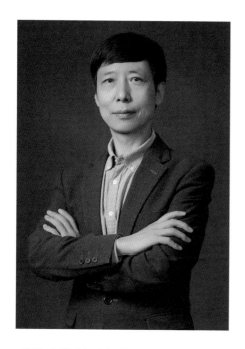

李邻峰（曾用名：李林峰），教授，主任医师，博士生导师。

现任首都医科大学附属北京友谊医院皮肤性病科主任，北京友谊医院过敏与临床免疫诊治中心主任。1982—1988年在北京医科大学（现北京大学医学部）获医学学士学位，1988—1992年在北京医科大学获医学博士学位。1992—2014年在北京大学第三医院皮肤科历任副教授、教授、科主任，皮肤性病学研究室主任，北京大学皮肤性病中心副主任。1995—1998年在美国伊利诺伊大学皮肤病学系及遗传学系任客座副教授。临床专业特长：皮肤性病，尤其是特应性皮炎、湿疹、接触性皮炎、皮肤过敏的临床诊治及科学研究。曾获美国芝加哥皮肤病协会研究基金奖。目前已主编著作11部，参编多部。发表中英文论文250余篇，医学科普文章数十篇。自1994年起，一直担任全国湿疹皮炎与皮肤变态反应学习班主讲。

兼任中国中药协会皮肤病药物研究专业委员会主任委员，中国老年保健医学研究会皮肤科分会主任委员，中国医师协会皮肤科医师分会过敏性疾病专业委员会副主任委员，中国人体健康科技促进会皮肤病专业委员会副主任委员，中华中医药学会皮肤科分会常委，中华预防医学会皮肤病与性病预防与控制专业委员会常委，中国中西医结合学会皮肤性病专业委员会常委及该委员会环境与职业性皮肤病（湿疹皮炎）学组组长，中国医疗保健国际交流促进会皮肤医学分会常委及该分会皮炎学组组长，中国免疫学会皮肤免疫分会常委，中国研究型医院学会皮肤科学专业委员会常委，世界华人皮肤科医师协会常委，中国整形美容协会化妆品评价专业委员会常委，北京中西医结合学会环境与健康专业委员会主任委员、医学美容专业委员会常委和皮肤性病专业委员会常委，北京整合医学学会皮肤科分会会长，北京医学会皮肤性病学分会常委，以及《中华皮肤科杂志》编委等。

分册主编简介

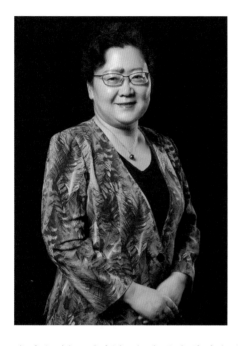

刘玲玲，主任医师、硕士研究生导师。

就职于北京大学第一医院皮肤病与性病科，国家皮肤与免疫疾病临床医学研究中心。1983年于北京医学院分院获医学学士学位。1983年至今，在北京大学第一医院皮肤科历任住院医师、主治医师、副主任医师、主任医师。

从事临床、教学、科研近40年。自1988年起主持北京大学第一医院皮肤科过敏性皮肤病专业门诊工作。主要研究方向为过敏性皮肤病的病因、发病机制、诊断与防治及皮肤病新药临床研究。临床专业特长：皮肤病性病，尤其擅长特应性皮炎、接触性皮炎、各种湿疹、光敏性皮肤病、荨麻疹及药疹等的临床诊治。参编多部专业著作。发表中英文论文60余篇。

兼任中国卫生监督协会化妆品科学技术专业委员会副主任委员，中国中药协会皮肤病药物研究专业委员会副主任委员，中国中西医结合学会变态反应专业委员会委员，北京中西医结合学会环境与健康专业委员会常务委员、变态反应专业委员会委员，《中华临床免疫和变态反应杂志》编委，中华医学会皮肤性病学分会第十一、十二、十三届委员会皮肤免疫组成员，中华医学会变态反应学分会第二、三、四届委员会委员等。

前　言

　　湿疹皮炎类皮肤病（简称湿疹皮炎）非常常见，由于病因复杂，反复复发，也是难治性皮肤病。此类疾病被许多人称为"三无"病：①无生命之虞；②无根治办法；③无特定病因。或"三不"病：①不明白；②死不了；③治不了。实际上，只要我们深入细致地了解其病因和发病机制，湿疹皮炎类皮肤病是完全可以控制的。反之，如果我们不去深入了解每位患者的具体情况，盲目追求快速、彻底地消除症状，使用不良反应过大的药物，那么死亡的病例也不少见。

　　湿疹皮炎常常被认为是变态反应，即过敏反应，但是并非所有湿疹皮炎都是由过敏引起的。只有合理使用诊断方法，正确诊断，才能达到彻底根治皮肤过敏的目的。否则，盲目诊断为变态反应，不加以区别地盲目泛泛"忌口"，不仅达不到治疗目的，还可能适得其反，造成机体营养失衡，免疫紊乱，最终加重疾病。

　　近年，对特应性皮炎、荨麻疹等湿疹皮炎与皮肤过敏反应的认识愈加深入，出现了很多新的治疗药物和手段，如生物制剂、小分子药物等，精准靶向治疗对于我们了解特应性皮炎等湿疹皮炎与皮肤过敏反应的发病机制、分类和诊断都会带来意想不到的进步。本书是在 2010 年第 1 版的基础上，进一步总结临床经验，结合国内外最新进展编写而成，希望对湿疹皮炎与皮肤过敏反应的诊治有所帮助。由于水平所限，书中内容难免会有不妥之处，还望广大同仁批评指正。

　　本书药品的用法和用量仅供参考，具体用药请按《中国药典》及药品说明书执行。

李邻峰

2023 年 2 月

目　录

第 1 章
基本知识

第 1 节　过敏的一般概念

一、过敏的中文解释

过敏反应又称为变态反应、超敏反应。"过敏"是公众非常熟悉的一个词，多种皮肤病如湿疹、皮炎、荨麻疹以及药疹，其他系统疾病如鼻炎、哮喘甚至胃肠炎、慢性咳嗽等都被认为是过敏反应。其实，公众认识的过敏与医学界认识的过敏并不完全一致。因此，医患沟通或医务人员与大众沟通时常常出现问题。我国辞典对过敏一词的解释是：

过敏：① 机体对某些药物或外界刺激的感受性不正常地增高的现象：如药物过敏，花粉过敏。② 过于敏感。

——《现代汉语词典》，第 7 版，商务印书馆

二、过敏的英文解释

过敏的中文解释与国外对 hypersensitivity 的解释是一致的。hypersensitivity 一般汉译为超敏反应，包括所有多数人可以耐受、少数人不能耐受的反应，而且这一反应可以重复。其英文是 hypersensitive 的名词形式，hypersensitive 的解释是：

Extremely sensitive to any change in conditions，to pain，to certain chemicals，drugs，etc.

——《朗文现代英汉双解词典》，现代出版社

根据这一解释，以下情况均可以称为过敏：对冷空气过敏，早晨起来接触冷空气打喷嚏；肚子暴露于冷风或冷水后腹泻；使用化妆品后皮肤疼痛；不能耐受震动；食用辛辣食物后腹痛、腹泻；饮酒后脸红；看见毛毛虫恶心；嗅着汽油头晕；等等。当患者因为这些情况要求医者解决其过敏问题时，恐怕使用常规抗过敏方法难以奏效。

第2节 过敏的医学概念

一、过敏的医学概念

医学上对变态反应，即过敏反应的解释是：过敏反应是由变应原引起的机体异常免疫反应，结果导致组织炎症或器官功能障碍。

过敏性疾病可以涉及人体各个系统，但以皮肤、呼吸道、消化道受累最为常见。

过敏的英文为"allergy"，原意是变化了的反应，我国最初译为变态反应，狭义指Ⅰ型变态反应。由于"变态"一词在我国多为贬义，因此我们更愿意使用"过敏"一词，涵盖所有类型变态反应。引起变态反应的物质称为变应原（allergen），又称为过敏原。

二、过敏反应要素

根据这一概念，过敏反应至少包括四个要素：变应原、易感者、变态反应机制和过敏反应结果即过敏反应的临床表现。

（一）变应原

变应原，又称过敏原，是能够引起临床过敏性疾病的抗原。变应原是过敏性疾病的病因，去除变应原即可根治过敏性疾病。

（二）易感者

易感者指容易发生变态反应的个体。目前还不清楚为什么处在同样环境条件下有些人发生变态反应而多数人不发生反应。遗传因素比如皮肤屏障功能障碍或者免疫失衡肯定起到一定作用，如皮肤干燥的鱼鳞病患者或者特应性皮炎患者对环境中的很多花粉会产生过敏反应。但是后天环境因素同样重要。比如欧洲学者经过研究发现戴穿透式耳环是造成镍接触性变态反应的重要原因。经过宣传教育，随着穿耳洞的人数减少，镍变应性接触性皮炎的发病率明显下降。

（三）变态反应机制

变态反应机制是变应原引起过敏性疾病的发病机制。明确机制以后，通过控制其中的某些环节，即可抑制或阻断过敏性疾病的发生发展；同样，通过检测其中某些环节的化学变化，可以协助诊断变态反应。

（四）过敏反应结果

炎症反应或器官功能障碍是过敏反应的结果，也是过敏性疾病必须具备的要素。有变应原，也有容易过敏的个体，机体也确实致敏了，但是没有炎症反应或器官功能障碍，依然不能称为过敏性疾病。比如有些人血清中有牛奶的特异性 IgE 抗体，但是饮用牛奶完全没有症状，不能称其存在对牛奶的变态反应。

三、抗原

抗原（antigen）指能被淋巴细胞的受体识别的物质。淋巴细胞能够特异性地识别 $10^6 \sim 10^7$ 种抗原，包括外源性的抗原和自身抗原。抗原可以分为免疫原、半抗原和耐受原三类。

（一）免疫原

免疫原（immunogen）系能够刺激机体产生免疫应答，也可以作为免疫应答的靶物质的抗原。

（二）半抗原及载体

半抗原（hapten）由于分子小，多数小于 500 道尔顿，本身不能刺激机体产生免疫应答，但与具有免疫原性的大分子物质（即载体，carrier）结合

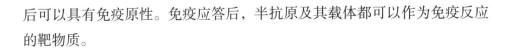

后可以具有免疫原性。免疫应答后，半抗原及其载体都可以作为免疫反应的靶物质。

（三）耐受原

耐受原（tolerogen）指暴露于免疫系统后并不使免疫系统对其产生应答的抗原。

（四）抗原决定簇

抗原决定簇（determinant）或表位（epitope）指抗原分子结构中能够被免疫系统区分识别的结构部位。抗原分子越大，抗原决定簇或表位越多，其免疫原性越强，免疫原的效价也越高。

（五）佐剂

佐剂（adjuvant）是与免疫原混合以后能够增强免疫原引起免疫应答的物质。

四、抗体

抗体（antibody）是由 B 淋巴细胞活化成为浆细胞后所分泌的，用来清除异己抗原的免疫球蛋白。结构类似于"Y"形。"Y"的两臂末端结构称为抗原结合片段（antigen-binding fragment，Fab），用来结合抗原，包括变应原；"Y"的柄部称为结晶片段（crystalline fragment，FC），与细胞表面相应受体结合，引发细胞生物学效应。

第 3 节　变应原（过敏原）

变应原的种类很多，有植物性变应原、动物性变应原、微生物变应原、真菌变应原、化学变应原等。为了便于研究及交流，人们人为地将变应原分为四类：吸入变应原、食入变应原、注射入变应原和接触变应原。

一、吸入变应原

凡是能够经呼吸道吸入的物质均是潜在的吸入变应原，如花粉、尘土、尘螨、粉螨、真菌孢子、动物毛、动物皮屑、动物排泄物、唾液、昆虫排泄物及其尸体粉尘等。空气中的飘尘、烟雾、微生物以及挥发性化学物质如漆、胶、药物也是重要的吸入变应原。很多食物如牛奶、花生等均在室内飘尘中有所发现，因此没有食用花生的人可能通过飘尘引起花生过敏。

吸入变应原主要引发呼吸道变态反应，如过敏性鼻炎、过敏性哮喘、花粉症（枯草热）、过敏性肺炎等，也可以引发特应性（异位性）皮炎、荨麻疹、气源性接触性皮炎等皮肤反应，还可以引发过敏性结膜炎，甚至全身变态反应，如过敏症。

二、食入变应原

食入变应原主要包括食物和药物，也可能是微生物、真菌等掺杂或污染入食物中的物质，也有些是误服，可以引起食物或药物变态反应，如荨麻疹、湿疹、特应性（异位性）皮炎、过敏性胃肠炎、哮喘、过敏症、药疹等。食物微粒也可以在飘尘中通过呼吸道进入人体。

三、注射入变应原

注射入变应原指注射入机体内的变应原，包括各种注射用药物、昆虫叮咬注入人体的毒液以及其他可能注入人体的各种物质，可以引起荨麻疹、过敏症、血清病样综合征、药疹等多种反应。

四、接触变应原

接触变应原指与皮肤或黏膜直接接触的变应原，通过与皮肤接触致敏人体引发变态反应。理论上所有可以接触皮肤的物质均是潜在的变应原，如各种衣物、染料、化妆品、首饰、外用药、漆、胶等含有的化学物质，目前已经报告的接触过敏性化学物质近 5000 种，可以引起各种不同类型的接触性皮炎。

第4节　过敏性疾病的发病机制分类

过敏反应是异常的免疫反应，发病机制可以分为Ⅰ、Ⅱ、Ⅲ、Ⅳ四型变态反应。临床上最好按照发病机制对过敏性疾病进行分类，而不是按靶器官分类。比如皮肤是一个靶器官，但是各型变态反应均可以发生，按照变态反应机制分类，可以更全面地认识疾病。

一、Ⅰ型变态反应

（一）定义

Ⅰ型（type Ⅰ）变态反应又称为速发型超敏反应（immediate hypersensitivity）、IgE介导型（IgE mediated）变态反应、反应素型或全身过敏反应型（anaphylactic）变态反应。本反应系由变应原特异性IgE抗体介导的变态反应。

（二）变应原

变应原多是大分子蛋白质或糖蛋白，如鱼、虾、蟹、牛羊肉、牛奶、鸡蛋、谷物、花粉、血液制品、疫苗、药物、昆虫（如螨虫）等含有的成分。金属等小分子变应原也可以引发此反应。特应性体质者容易发生本反应。

（三）发病机制

变应原反复接触人体后，某些敏感者被致敏，产生变应原特异性IgE。敏感者再次接触相应变应原时，变应原特异性IgE与肥大细胞或嗜碱性粒细胞表面的IgE Fcε受体结合后，相邻的两个特异性IgE—IgE Fcε受体复合体与相应变应原结合形成交联（或搭桥），引起肥大细胞脱颗粒并释放下列介质：

1. 预先合成炎症介质　预先合成的炎症介质除了组胺外，还有多种趋化因子、类胰蛋白酶、激肽释放酶（激肽原酶）及糜蛋白酶等。趋化因子可以使多种炎症细胞到达反应部位，共同引发炎症反应；类胰蛋白酶可以将C3转化为C3a。C3a系过敏毒素之一，本身也可引起肥大细胞脱颗粒。

激肽原酶可以将血浆中的激肽原转化为缓激肽，其生物学作用与组胺类似，但更强。

2. 同时合成并释放血小板活化因子、前列腺素、白三烯（由细胞膜磷脂通过磷脂酶及花生四烯酸代谢而生成） 血小板活化因子有增加毛细血管通透性，收缩支气管平滑肌，引起皮肤红斑、水肿及支气管痉挛的作用，还可促进白三烯的产生，趋化嗜酸性粒细胞。前列腺素（prostaglandin，PG）可分为多种，具有促进或抑制 I 型变态反应的功能，如 PGD 2、PGE 2α、PGG 2 及 PGH 2，可促进平滑肌痉挛；PGD 2 可引起血管扩张，促进由抗原抗体介导的嗜碱性粒细胞脱颗粒。而 PGE 2 具有与上述相反的作用。白三烯有增加毛细血管通透性，收缩支气管平滑肌，增加单核细胞分泌 IL-1，趋化嗜酸性粒细胞等作用，但作用较组胺慢，过去曾被称为慢反应物质。皮内注射白三烯 C4、D4、B4 可以引起红斑及风团，但与组胺引起者相比，有出现及消退均较慢的特点。

3. 细胞因子 IL-3、IL-4、IL-5、IL-6、GM-CSF、TGF 等细胞因子进一步诱导炎症反应。

（四）组胺

组胺是 I 型变态反应的主要炎症介质，由肥大细胞、嗜碱性粒细胞等释放。其 H1 受体在多种细胞如神经元、呼吸道上皮、内皮细胞、血管平滑肌细胞、树突状细胞、淋巴细胞及角质形成细胞等均有表达。组胺 H1 受体可以引发瘙痒；使毛细血管通透性增加，引起组织水肿、风团；使支气管平滑肌收缩，导致哮喘、咳嗽；使消化道平滑肌收缩，产生腹痛、腹泻；使周围血管扩张，出现红斑、风团、血液再分布，血压下降。严重者可以出现过敏性休克、死亡。组胺和激肽可扩张血管及增加毛细血管通透性，使各种炎症细胞容易到达变应原存在部位，诱导炎症、清除变应原。

除此之外，组胺 H1 受体还可以活化肥大细胞进一步合成血小板活化因子等炎症介质；促进角质形成细胞分泌神经生长因子，加重瘙痒；诱导 IL-31 的合成，加重瘙痒和皮肤屏障功能障碍；促进机体 Th2 型免疫反应，加重免疫失衡；促进迟发型超敏反应致敏期和激发早期的细胞浸润。

（五）P 物质

神经末梢释放的神经递质如 P 物质可以直接引起血管扩张，也有刺激肥大细胞脱颗粒的作用，从而参与炎症反应。

（六）双相反应

Ⅰ型变态反应具有反应发作快，消退快的特点。一般反应在暴露于敏感变应原后的数分钟至数小时内发生，如果不再接触变应原，过敏反应可以在 24 h 内消退。在单次接触变应原后，有些人还会出现双相反应，即在接触变应原后迅速出现的反应消退后 2～4 h 又出现新的红斑、硬结，边界不清，6～8 h 或 12 h 后达高峰，并可持续 24 h 以上。

（七）速发相反应

一般将在暴露于变应原后即刻出现的反应称为Ⅰ型变态反应的速发相反应（immediate phase reaction）。

（八）迟发相反应

将在速发相反应数小时后再次出现的反应称为Ⅰ型变态反应的迟发相反应（late phase reaction）。在速发相反应中肥大细胞脱颗粒，释放多种趋化因子及细胞因子之后，大量嗜酸性粒细胞被吸引到炎症反应地点，嗜酸性粒细胞释放白三烯［又称为慢反应物质（slow reacting substance）］、主要碱性蛋白（major basic protein，MBP）、嗜酸性粒细胞阳离子蛋白（eosinophil cationic protein，ECP）、嗜酸性粒细胞神经毒素（eosinophil derived neurotoxin，EDN）、嗜酸性粒细胞过氧化酶（eosinophil peroxidase，EPO）、TGF-α 及氧自由基等介导迟发相反应。由于存在迟发相反应，故严重的Ⅰ型变态反应患者如血压下降，经处理血压上升后最好继续留观 24 h。

（九）反应时限

Ⅰ型变态反应是由变应原特异性 IgE 介导的，因此 IgE 抗体的半衰期决定了反应的时间。由于血液内 IgE 的半衰期为 3 天左右，因此完全回避可疑变应原 2 周即可消除临床症状。比如怀疑牛奶过敏，在彻底回避奶和奶制品2周内，临床症状应该全部消退。皮肤内结合的IgE半衰期为8～14天，与肥大细胞或嗜碱性粒细胞结合的IgE半衰期尚不明确。

（十）相关疾病

临床常见相关疾病包括过敏性结膜炎、过敏性鼻炎、过敏性哮喘、过敏性支气管肺曲霉病、特应性（异位性）皮炎、过敏性荨麻疹、过敏性血管性水肿、变应性速发型接触性反应、某些变应性接触性皮炎、过敏性胃肠炎以及严重全身过敏反应（过敏性休克）等。

二、Ⅱ型变态反应

（一）定义

Ⅱ型（type Ⅱ）变态反应又称为细胞毒型超敏反应（cytotoxic hypersensitivity），系由IgG、IgM抗体及补体介导的，对携带了变应原的自身细胞产生的毒性反应。

（二）发病机制

机体正常组织细胞在受到外界因素如物理、化学、感染、药物等刺激或内环境变化如系统性疾病等，自身细胞抗原结构发生变化，成为一个新的抗原刺激机体产生抗体。产生的IgG或IgM抗体与抗原细胞结合后，通过下述过程清除携带变应原的细胞：

1. 补体依赖抗体介导的细胞毒作用，通过激活补体系统，引起细胞溶解。

2. 调理吞噬作用，使吞噬细胞吞噬、破坏靶细胞。

3. 抗体依赖细胞介导的细胞毒作用，具有Fc受体的多形核白细胞、巨噬细胞、淋巴细胞、NK细胞等效应细胞溶解或杀伤靶细胞。

（三）亚型分类

Ⅱ型变态反应可以进一步分成Ⅱa型和Ⅱb型两个亚类。

1. Ⅱa型 以细胞溶解反应为特征，导致细胞破坏，常见的肝、肾损伤，外周血白细胞减少，贫血等即属于此型。如自身免疫性溶血性贫血

（autoimmune hemolytic anemia）系自身抗体和（或）补体吸附于红细胞表面，通过抗原抗体反应破坏红细胞引起的一种溶血性贫血。通过此机制，机体可以清除结合了过敏原的细胞。

2. Ⅱb 型　以刺激细胞使之激活为特征，如自身免疫性慢性荨麻疹。患者存在针对肥大细胞 IgE 高亲和力受体的抗体，这种抗体可以结合 IgE 高亲和力受体引起肥大细胞活化，脱颗粒引发风团。

（四）临床表现

临床表现包括药物性皮炎、天疱疮样反应、药物性肝肾损害及药物性血液系统损害等，检查变应原特异性 IgG、IgM 抗体阳性，血清补体下降。

（五）反应时限

由于血液 IgG 的半衰期较长，约为 23 天，因此在体内全部消除需 2～3 个月。所以在怀疑由 IgG 介导的变态反应时，可疑变应原应该回避 2～3 个月，才有可能消除临床症状。同理，本型反应的治疗期也比Ⅰ型变态反应长。

三、Ⅲ型变态反应

（一）定义

Ⅲ型（type Ⅲ）变态反应又称为免疫复合物型超敏反应（immune-complex-mediated hypersensitivity），系由过敏原与其特异性 IgG、IgM 抗体复合物在局部沉积，激活补体造成的反应。

（二）发病机制

引起Ⅲ型变态反应的变应原包括药物、异种动物血清及微生物等，在一定条件下刺激机体产生其特异性 IgG、IgM 抗体。在抗原抗体比例适合，即抗原稍超过抗体量，可形成中等大小的可溶性免疫复合物时，该复合物既不能通过肾排出，又不易被吞噬细胞吞噬，容易在血管壁的基底膜沉积。因此，一次性暴露相对大剂量的变应原，容易引起Ⅲ型变态反应。免疫复合物容易沉积的部位有皮肤、肺、肾等，抗原抗体复合物沉积于血管壁可以激活补体，产生过敏毒素、趋化因子等引起肥大细胞释放组胺等炎症介质，并吸引中性粒细胞聚集至局部组织，释放溶酶体酶引起局部炎症。免疫复合物使血小板聚集，局部形成微血栓，造成局部缺血或出血，形成紫癜，以上因素共同作用形成血管炎表现。

（三）临床表现

临床相关表现包括皮肤疫苗注射后数小时出现的 Arthus 反应、血清病、血管炎以及过敏性支气管肺曲霉病、过敏性肺炎、肾小球肾炎等。检查变应原特异性 IgG、IgM 抗体阳性，血清补体下降。

（四）反应时限

由于也是 IgG 介导的反应，反应的时限与 Ⅱ 型变态反应类似，本反应可疑变应原也应该回避 2 ~ 3 个月，才有可能消除临床症状。

四、Ⅳ型变态反应

（一）发病机制

Ⅳ型（type Ⅳ）变态反应又称为迟发型超敏反应（delayed hypersensitivity；delayed type hypersensitivity，DTH）、细胞介导的超敏反应（cell mediated hypersensitivity），系由致敏 T 淋巴细胞介导的变态反应。变应原多是小分子化学物质，如金属镍、染发剂中的对苯二胺等。变应原反复接触人体后，使 T 淋巴细胞活化，产生致敏淋巴细胞，在机体再次接触该变应原后发生反应。从机体接触变应原到致敏 T 淋巴细胞活化，称为Ⅳ型变态反应的致敏期或诱导期，一般至少 3 天以上，有些甚至需要几年。从致敏者再次接触变应原到发生炎症反应，这一阶段称为激发期。湿疹样反应通常在 18 ~ 48 h 后达到高峰。$CD4^+Th1$ 细胞，$CD8^+T$ 细胞和分泌 IL-17 的 T 细胞以及 Th2 细胞分泌的 IL-4 在本型反应中均起重要作用。急性发作一般为 Th1 细胞为主的 1 型炎症，慢性反复发作则可能转变为 Th2 为主的 2 型炎症。

实验性Ⅳ型变态反应分为两类：一类通过皮肤接触致敏称为接触性超敏反应（contact hypersensitivity reaction，CHS）；另一类通过皮下注射变应原致敏，又称为迟发型超敏反应。

（二）亚型分类

Ⅳ型变态反应可以进一步分为 a、b、c、d 4 个亚型。

1. Ⅳa 型　系经典的迟发型超敏反应。在新的免疫反应分型中属于 1 型免疫反应，在炎症反应分型中属于 1 型炎症。由 Th1 细胞及单核-巨噬细胞介导。主要细胞因子是 IFN-γ、TNFα、IL-1、IL-2、IL-12 等。临床表现为经典的变应性接触性反应、结核菌素反应及部分发疹型药疹。

2. Ⅳb 型　系非经典的迟发型超敏反应之一。由 Th2 细胞及嗜酸性粒细胞介导，主要细胞因子包括 IL-4、IL-5、IL-13、IL-22 等。在新的免疫反应分型中属于 2 型免疫反应，在炎症反应分型中属于 2 型炎症。临床表现为变应性接触性反应，可以类似于特应性皮炎及部分发疹型药疹。

3. Ⅳc 型　也系非经典的迟发型超敏反应之一。由细胞毒性 CD8$^+$T 细胞、Fas、穿孔素（perforin）和颗粒酶（granzyme）B 介导，临床表现为大疱性药疹如 Stevens-Johnson 综合征或中毒性表皮坏死松解症（toxic epidermal necrolysis，TEN）及移植排斥反应，以大面积角质形成细胞凋亡为特征。

4. Ⅳd 型　也系非经典的迟发型超敏反应之一。由细胞毒性 CD8$^+$T 细胞和中性粒细胞介导。重要细胞因子为 IL-8 及粒细胞-巨噬细胞集落刺激因子（granulocyte-macrophage colony-stimulating factor，GM-CSF）。临床表现为脓疱性发疹。

（三）临床表现

本型反应可以分为几个亚型：

1. 变应性接触性皮炎。

2. 药疹。

3. 肉芽肿反应　见于结核菌素试验或念珠菌、毛癣菌素皮试后 48～72 h 产生的反应。

4. 移植排斥反应。

（四）反应时限

本反应是由致敏 T 淋巴细胞介导的反应，一般在接触变应原后湿疹样的反应通常在 48 h 后达到高峰，不再接触变应原时，可以在数日内消退。

五、混合性变态反应

临床上很多患者出现过敏时往往不限于一种反应类型，比如药物变态反应，患者常常同时出现充血性红斑、风团、丘疹、紫癜等多种皮疹以及内脏损害，用药物做斑贴试验可以呈阳性结果，而血清中又可以检测到药物特异性抗体，这种情况称为"混合性变态反应"。

第5节　各型变态反应的区别

一、Ⅰ型变态反应与Ⅳ型变态反应

Ⅰ型变态反应与Ⅳ型变态反应的区别见表1-1。

表1-1　Ⅰ型变态反应与Ⅳ型变态反应的区别

	Ⅰ型变态反应	Ⅳ型变态反应
变应原	蛋白质等大分子抗原为主	小分子半抗原为主
机制	IgE抗体介导的体液免疫反应	致敏T淋巴细胞介导的细胞免疫反应
临床表现	发病快，消退快的红斑、充血、风团，瘙痒	发病慢，消退慢的红斑、丘疹、水疱，瘙痒
代表疾病	接触性荨麻疹	变应性接触性皮炎
诊断试验	特异性抗体检测，点刺试验	斑贴试验
治疗	抗组胺药为主	肾上腺糖皮质激素为主

二、Ⅰ型变态反应与Ⅲ型变态反应

Ⅰ型变态反应与Ⅲ型变态反应的区别见表1-2。

表1-2　Ⅰ型变态反应与Ⅲ型变态反应的区别

	Ⅰ型变态反应	Ⅲ型变态反应
变应原	蛋白质等大分子抗原	蛋白质或小分子抗原
机制	IgE抗体介导的体液免疫反应	IgG、IgM、补体介导的体液免疫反应

续表

	I型变态反应	III型变态反应
临床表现	接触变应原数分钟内发病，24 h内消退的风团、红斑，瘙痒	接触变应原数小时后发病，数日消退伴有紫癜的风团、结节、坏死等，瘙痒、疼痛，易伴发肾及血液系统损害
诊断试验	特异性抗体检测，皮肤点刺试验	血特异性抗体检测、血清补体测定、组织病理
治疗	抗组胺药为主	肾上腺糖皮质激素为主

第6节　过敏反应的免疫学基础

免疫系统组成：免疫系统是机体识别自身正常组分和"异己"组分并清除异己组分的重要功能系统，可以分为先天固有免疫应答系统和后天获得性适应性免疫应答系统两类。先天固有免疫系统与生俱来，是清除外来微生物的首要屏障。后天获得性适应性免疫系统则包括抗体介导的和细胞介导的特异性针对异己的免疫反应系统。过敏反应是机体将原本不发生免疫应答的外界物质如食物、花粉等当作了异己抗原而产生的病理免疫反应。

一、先天固有免疫

（一）固有免疫

固有免疫（innate immunity）又称为先天免疫、天然免疫，由皮肤屏障、黏膜屏障、固有免疫细胞和天然免疫分子组成。

（二）皮肤屏障

皮肤屏障是机体防护外界物理、化学、生物、微生物对机体损伤的屏障，也具有社会心理功能。外界物质需穿透表皮屏障渗透入真皮血管，才能被吸收。皮肤屏障对于保持皮肤及机体水分非常重要，并参与机体神经、免疫的调节。

狭义的皮肤屏障主要指角质层屏障。角质层缺失时皮肤不显性失水可以增加 10 倍以上，营养物质、电解质随之丢失，外来微生物、变应原易于侵入。广义的皮肤屏障还包括桥粒及颗粒层的紧密连接。

角质层屏障由"砖墙＋灰浆"即角质层细胞＋细胞间脂质构成。角质层屏障的"砖墙"系退化的角质形成细胞形成的角质包（套）膜（鞘），由角蛋白及角蛋白中间丝相关蛋白：聚丝蛋白（filaggrin，FLG）、兜甲蛋白、内披蛋白、转谷氨酰胺酶（transglutaminase-1，TGM1）等相互交联的不溶性致密结构构成。特应性皮炎皮肤聚丝蛋白，兜甲蛋白，角蛋白 1、10 等分化相关蛋白标志物水平下降，而角蛋白 5、6、14、16 水平上升，导致明显皮肤屏障功能障碍。

角质层屏障的"灰浆"即角质鞘间脂类，含有游离脂肪酸、胆固醇、神经酰胺、脂酶、抗菌肽等，也含有蛋白酶及蛋白酶抑制剂。细胞间脂质由棘细胞合成，以板层小体或 Orland 小体的形式分布在胞质内，细胞在向上移行分化过程中，逐渐移向细胞周边，最后胞吐排出到细胞间隙。

皮肤表面的脂膜由汗腺分泌和透表皮蒸发的水分，皮脂腺分泌、角质细胞崩解产生的脂类，表皮代谢产物及无机盐组成。脂膜成分包括鲨烯、蜡酯、甘油三酯、游离脂肪酸、天然保湿因子。在皮肤屏障结构中起到重要的保持水分功能。

正常的皮肤屏障功能必须结构完整，能够阻隔外物的穿透和渗透。这有赖于正常的角质形成细胞生长、分化和更替，正常的细胞间脂质、正常的表皮钙浓度、正常的皮肤脂膜、正常的表皮含水量、正常的 pH、正常的微生物多样性，还有不可忽视的正常的机体免疫反应。以上任何环节的异常均可导致皮肤屏障功能障碍。比如 IL-4、IL-13、IL-22 等过表达也会造成皮肤屏障功能障碍。

（三）固有免疫细胞

固有免疫细胞包括吞噬细胞（中性粒细胞及单核巨噬细胞）、自然杀伤（natural killer，NK）细胞和固有淋巴细胞（innate-like lymphocyte，ILC）；包括 B-1 细胞、γδ T 细胞及自然杀伤（natural killer，NK）细胞。此外，还有肥大细胞、嗜碱性粒细胞和嗜酸性粒细胞。血液中的单核细胞在组织中则为巨噬细胞，可以直接吞噬消灭病原体或释放细胞因子和炎症介质消灭病原体，也可以作为抗原提呈细胞参与获得性免疫应答。NK 细胞可直接杀伤被病原体感染的机体细胞以及吞噬了病原体的巨噬细胞。ILC 可以识别和杀灭病原体及肿瘤细胞，也参与变态反应的发生及调控。

固有免疫细胞表面的模式识别受体（pattern recognition receptor，PRR）可以识别病原微生物表面或异己细胞表面的病原体相关分子模式（pathogen-associated molecular pattern，PAMP）结构，如细菌胞壁成分脂多糖、肽聚糖、甘露糖和鞭毛素等以及病毒产物。其受体包括 Toll 样受体（Toll-like receptor，TLR）、C 反应蛋白等。PRR 具有调理作用、活化补体、吞噬、启动细胞活化和炎性信号转导，诱导含异己成分的细胞凋亡等功能。

（四）天然免疫分子

天然免疫分子包括补体、C 反应蛋白、凝集因子、甘露糖结合凝集素（mannose-binding lection，MBL）及细胞因子如 TNF，IL-1，IFN-α、IFN-β、IFN-γ，IL-12、IL-15、IL-10 等。补体可以杀灭微生物、调理微生物、激活中性粒细胞。甘露糖结合凝集素和 C 反应蛋白可以调理微生物、激活补体。凝固因子可以裂解被感染或含有异己抗原的组织。细胞因子则可以诱导炎症、促进杀伤细胞的增殖和活力。

二、后天获得性适应性免疫

（一）适应性免疫

适应性免疫（adaptive immunity）又称为特异性免疫（specific immunity），是机体出生后受抗原刺激而产生的免疫，即获得性免疫（acquired immunity）。由抗原特异性 T/B 淋巴细胞介导，能够有效排除体内抗原性异物，如侵入的病原体和体内恶变的细胞，在病理情况下，引发过敏及自身免疫性疾病（图 1-1）。

（二）T 淋巴细胞

T 淋巴细胞即胸腺依赖性淋巴细胞（thymus dependent lymphocyte），简称 T 细胞，外周血中占淋巴细胞总数的 65%～75%。

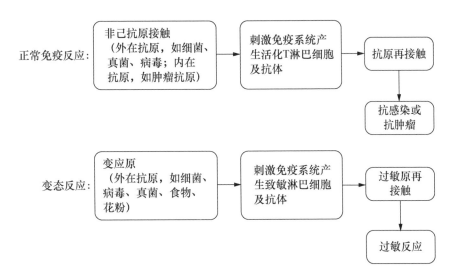

图 1-1　正常免疫反应与变态反应的比较

参与适应性免疫的 T 细胞主要是 T 细胞抗原受体（T cell antigen receptor，TCR），为 αβ 肽链的 αβT 细胞。根据细胞表面的分化群（cluster of differentiation，CD）抗原可以分为：① CD3$^+$细胞，即成熟 T 细胞；② CD3$^+$CD4$^-$CD8$^-$T 细胞，即双阴性 T 细胞（double negative T cell，DNT cell），具有免疫抑制功能；③ CD4$^+$T 细胞，即辅助性 T 细胞（helper T cell，Th cell），功能是帮助其他淋巴细胞激活，启动获得性免疫，促进抗体的产生，参与炎症反应；④ CD8$^+$T 细胞，即细胞毒性 T 细胞（cytotoxic T cell，Tc cell），作用是消灭被病原体感染或体内异常的细胞；⑤ CD4$^+$CD25$^+$T 细胞，是调节性 T 细胞（regulatory T cell，Treg cell）之一，调节免疫反应，维持自身耐受和避免免疫反应过度。

（三）CD4$^+$T 细胞

CD4$^+$T 细胞可以分为很多种亚类：辅助性 T 细胞 1、2、17、22（Th1、Th2、Th17、Th22）以及调节性 T 细胞（Treg cell）和滤泡辅助性 T 细胞（follicular helper T cell，Tfh cell）。

推荐阅读　Chatzileontiadou DSM，Sloane H，Nguyen AT，et al. The Many Faces of CD4$^+$T Cells：Immunological and Structural Characteristics. Int J Mol Sci，2020，22（1）：73.

（四）Th1 细胞

Th1 细胞针对细胞内感染病原体如病毒、细菌感染及肿瘤过程中启动免疫应答，也参与自身免疫病如 1 型糖尿病、类风湿关节炎、系统性红斑狼疮及 Coeliac 病（乳糜泻，谷胶过敏）的发生发展。Th1 细胞介导迟发型超敏反应，代表疾病是变应性接触性皮炎。主要细胞因子是 IFN-γ，也分泌 IL-2、IL-3、IL-10，TNF-α、TNF-β 及淋巴毒素（lymphotoxin，LT）。抗原提呈细胞分泌的 IL-12 对其活化非常重要，对 Th2 细胞有抑制作用。

（五）Th2 细胞

Th2 细胞主要针对寄生虫感染，也参与速发型超敏反应性疾病，如食物过敏、特应性皮炎、哮喘、过敏性胃肠炎、嗜酸性食管炎的发病以及金属离子变态反应。主要分泌 IL-4、IL-5、IL-6、IL-13、IL-9 等细胞因子。促进 B 细胞活化及 IgE 的产生，促进嗜酸性粒细胞的分化、游走，促进黏液分泌和纤维化。IL-4 在其分化中起重要作用。对 Th1 细胞有抑制作用。IL-9 与炎性肠病、自身免疫病、银屑病、急性接触性皮炎及转移性黑色素瘤有关。

（六）Th17 细胞

Th17 细胞产生 IL-17A、IL-17F、IL-22 及 TNF-α 等细胞因子，辅助去除细胞内细菌感染（如结核）、真菌感染及病毒感染（如乙型肝炎病毒、丙型肝炎病毒、HIV 等）。病理情况下参与类风湿关节炎、炎性肠病、银屑病、哮喘、多发性硬化及移植物抗宿主病（graft-versus-host disease，GVHD）的发病。

（七）Th22 细胞

Th22 细胞与皮肤和肠道疾病有关，参与自身免疫病如类风湿关节炎及变态反应发病。IL-22 与表皮角质形成细胞受体结合，促进表皮增生，抑制表皮分化，破坏皮肤屏障功能。

（八）Treg 细胞

Treg 细胞即调节性 T 细胞，是重要的免疫调节细胞，缺失或减少可导致自身免疫病如银屑病、系统性硬化、类风湿关节炎、红斑狼疮。Treg 细胞过多则促进肿瘤发展。

（九）Tfh 细胞

滤泡辅助性 T 细胞（follicular helper T cell，Tfh cell）属于辅助性 T 细胞，其功能是促进体液抗感染免疫，病理情况下与自身免疫病有关。

（十）CD8$^+$T 细胞

CD8$^+$T 细胞同 CD4$^+$T 细胞一样分为两类。一类是 Tc1 细胞；另一类是 Tc2 细胞。Tc1 细胞的功能及分泌的细胞因子与 Th1 类似，Tc2 细胞分泌的细胞因子与 Th2 类似。CD4$^+$T 细胞与 CD8$^+$T 细胞的区别主要在于处理的变应原不同。CD4$^+$T 细胞主要针对外源性变应原，如细菌、细菌毒素、外来化学物质、屋尘、霉菌等，免疫应答与 MHC Ⅱ类分子有关。不同的人有不同的 MHC Ⅱ类分子，不同的 MHC Ⅱ类分子结合抗原的能力不同，因此不同个体对同一抗原表现的免疫反应不同。CD8$^+$T 细胞主要针对内源性变应原，如病毒抗原、移植抗原和肿瘤抗原，免疫应答与 MHC Ⅰ类分子有关。

第 7 节　免疫反应分型与相应炎症分型

免疫系统的先天性和适应性免疫进化出了 3 种免疫应答，与之相对应，机体产生 3 型炎症。

一、1 型免疫应答

1 型免疫应答（type 1 immune response），又称 1 型免疫反应，指 1 型固有淋巴细胞（group 1 innate-like lymphocyte，ILC 1）、NK 细胞、CD4$^+$Th1 细胞、CD8$^+$Tc1 细胞等免疫细胞分泌 IL-2、IFN γ、TNF、IL-12 等关键细胞因子介导的免疫反应，通过激活单核吞噬细胞来保护机体，是重要的针对病毒感染、细胞内细菌感染以及肿瘤的免疫反应。

二、1 型炎症

在病理情况下，1 型免疫反应过强会导致炎症反应，包括迟发型超敏反应、银屑病、强直性脊柱炎、克罗恩病、类风湿关节炎等。

三、2 型免疫应答

2 型免疫应答（type 2 immune response），又称 2 型免疫反应，系由 2 型固有淋巴细胞（ILC 2）、CD4$^+$Th 2 细胞、CD8$^+$Tc2 细胞等免疫细胞分泌的 IL-4、IL-5、IL-13、IL-31 等 2 型细胞因子介导的免疫反应，产生高水平 IgE 抗体及嗜酸性粒细胞血症，主要针对寄生虫感染。

四、2 型炎症

2 型炎症（type 2 inflammation）即病理情况下的 2 型免疫反应，引发速发型超敏反应，如过敏性鼻炎、鼻息肉、哮喘、特应性皮炎及嗜酸性食管炎以及某些大疱性类天疱疮、结节性痒疹等。

ILC 2 对变应性接触性皮炎有抑制作用。上皮细胞分泌的 IL-25、IL-33 及胸腺基质淋巴细胞生成素（thymic stromal lymphopoietin，TSLP）是 ILC 2 活化的"警报素"。皮肤、呼吸道或肠道上皮细胞在外界物理、化学以及生物微生物等"启动因子"作用下，分泌警报素，激活 ILC 2 细胞，分泌细胞因子，启动并调节 2 型炎症。

现有诊断标准下的特应性皮炎是综合性诊断，有很强的异质性，可以分为很多亚型。哪些亚型患者具备 2 型炎症特点，即 IL-4 和 IL-13 表达过度，真皮抗原提呈细胞的树突状细胞过表达 IgE 高亲和力 Fc 受体，血清高 IgE，非常值得研究。IL-4 受体拮抗剂的应用对明确哪些特应性皮炎是高 2 型炎症的特应性皮炎有重大意义。

五、3 型免疫应答

3 型免疫应答（type 3 immune response），又称 3 型免疫反应，系由 3 型固有淋巴细胞（ILC 3）、Tc17 细胞、Th17 细胞、Th22 细胞分泌 IL-17、

IL-22、IL-23 等细胞因子，激活单核吞噬细胞并招募中性粒细胞参与，针对细胞外细菌感染及真菌感染的免疫反应。

六、3 型炎症

在病理情况下，3 型免疫反应过强会导致自身免疫病性炎症反应，包括银屑病、强直性脊柱炎、克罗恩病等。

第 8 节　过敏反应的调控

一、Ⅰ型变态反应的调控

（一）免疫失衡

正常人群 Th1 细胞与 Th2 细胞之间存在一个平衡关系。Th1 细胞分泌的 IFN-γ 可以抑制 Th2 细胞因子的分泌。Th2 细胞分泌的 IL-4 和 IL-10 则抑制 Th1 细胞因子分泌。Ⅰ型变态反应个体 Th0 细胞向 Th2 细胞分化明显增强，从而产生大量 IgE。为何这些个体 Th0 细胞主要分化为 Th2 细胞，目前还不清楚。

（二）皮肤屏障功能

Ⅰ型变态反应的变应原多通过呼吸道或消化道黏膜进入机体，也可通过皮肤接触进入机体。由于变应原多数是大分子蛋白质，多需要通过破损表皮才能进入机体。皮肤屏障功能障碍是特应性皮炎患者食物、花粉、尘螨等过敏的重要因素。某些小分子变应原在皮肤屏障功能正常个体引发Ⅳ型变态反应性接触性皮炎，而在皮肤屏障功能障碍个体则引发速发型超敏反应。

（三）IL-4 和 IL-13

IL-4 是由 ILC 2、NK 细胞、树突状细胞、肥大细胞、嗜碱性粒细胞及 Th2 细胞等产生的一种糖蛋白，是 2 型炎症的重要分子，功能如下：

1. 调节 IgE 的生成，促进 Th2 细胞的发育，使免疫反应向 Th2 方向发展；可以增加 B 淋巴细胞表面及单核细胞表面 CD23 分子、MHC Ⅱ类分子及 IL-4 受体表达，促进 B 淋巴细胞活化；增加内皮细胞表面血管细胞黏附分子 -1（vascular cell adhesion molecule-1，VCAM-1）的表达，促进炎症细胞游出血管；促进 B 淋巴细胞表面 IgE Fc 低亲和力受体的表达，促进 IgE 的合成；介导速发型超敏反应。

2. 与 IL-5、IL-13 一起促进嗜酸性粒细胞成熟、活化和趋化至局部组织，诱导炎症（黏液分泌、胶原合成、平滑肌收缩等）。

3. 抑制 FLG 合成，破坏皮肤屏障功能。

4. 与 IL-31 一起介导瘙痒，促进神经芽生。

5. 促进角质形成细胞增生，肥厚；成纤维细胞活化，诱导组织纤维化。

IL-13 由活化的 Th2 细胞及肥大细胞、嗜碱性粒细胞、单核巨噬细胞等产生，其功能与 IL-4 相似，但不如 IL-4 强。IL-4 也可以与 IL-13 受体结合。

（四）变应原

不同变应原引起不同 Th 诱导的反应，皮肤局部反复接触不同性质的变应原，比如呼吸道变应原及某些小分子变应原可以引发 Th2 性质的接触性过敏。小分子变应原如二硝基氯苯或金属镍早期接触致敏引发以 Th1 为主的变应性接触性皮炎，而慢性反复接触诱导的接触性过敏反应则是以 Th2 细胞为主的 2 型炎症。其中的机制及具体时间关系尚不清楚。

二、Ⅳ型变态反应的调控

（一）变应原

不同变应原的免疫原性不同，有些变应原是强变应原，可以在多数接触者诱发反应，改变其化学结构可以改变其免疫原性，降低或消除其致敏性。比如对含铬水泥进行硫化，明显减少了铬过敏的发生。

（二）炎症前因子

在变应原接触部位皮肤激活炎症前因子 IL-1 及 TNFα 产生微小炎症是致敏的必要条件。对炎症前因子进行阻断，如阻断 IL-1 的生物学效应是否可以阻断过敏反应的发生，值得研究。保护皮肤，减少微小损伤有助于预防接触过敏，如通过减少戴穿透式耳环，人们对金属耳环的过敏明显减少。

（三）朗格汉斯细胞

朗格汉斯细胞源于骨髓，在皮肤内可以增殖。皮肤朗格汉斯细胞对致敏与否起决定性作用。紫外线照射可造成朗格汉斯细胞缺如或功能损失，可以诱导免疫耐受。手部朗格汉斯细胞数目少于面部，因而手部接触过敏的患病率则较面部少。

第9节　交叉过敏

一、定义

交叉过敏（cross sensitization）又称为交叉反应（cross reaction），指由于某些变应原具有相似的结构或化学基团，在淋巴细胞和免疫分子识别变应原时，会误把未致敏的变应原当作与其类似的已致敏变应原，从而发生过敏反应。

二、可能机制

某些化学物质具有相同的功能基团，如对氨基、硝基、苯酚基、达嗪基等，互相由此产生交叉过敏。同样，如果化学物质间具有相同的化学结构，如吩噻嗪类，也可以产生交叉过敏。各种禽类之间、蛋类之间、肉类之间、谷物之间可能存在交叉过敏；热带水果如香蕉、鳄梨、猕猴桃与天然橡胶（来源于橡胶树）之间也存在交叉过敏；松香与香料、秘鲁香脂、蜂胶等由于都含有香料成分，也会产生交叉过敏。曾经人们认为牛奶和羊奶之间没有交叉过敏，所以牛奶过敏的人往往被推荐羊奶。但是研究发现牛奶和羊奶也存在很高的交叉过敏。

某些化学物质还可以通过体内代谢，产生相同的变应原，如对氨基偶氮苯通过体内还原可以产生对苯二胺（p-phenylenediamine，PPD），因此与对苯二胺有交叉反应。另一种情况是通过代谢产生共同的代谢产物，如对苯二胺与氢醌（hydroquinone）都可通过代谢产生苯醌（quinones）。

第10节　并发致敏

一、定义

并发致敏（cosensitization），又称同时致敏（simultaneous sensitization），指同时对2种以上变应原致敏或对同一过敏原产生2种以上不同机制的变应反应。

二、意义

一般表示预后不良。比如，同时对食物及吸入物过敏，比单纯对食物或吸入物过敏更难控制。金属镍、铬、钴也常常同时致敏。其原因可能与这些变应原常常同时存在有关。同时致敏的另外一个含义是患者对同一变应原同时产生几种变态反应。如对汞过敏者，除可发生Ⅳ型变态反应的汞皮炎外，还可通过吸入汞蒸气造成Ⅰ型变态反应性荨麻疹。镍接触性皮炎患者可能由于静脉输液输入或自来水中食入微量镍而发生镍过敏性荨麻疹或过敏性休克。

第11节　多发致敏

一、定义

多发致敏（multiple sensitization）指同一患者对3种以上变应原致敏。

二、意义

一般表示预后不良。由于在变态反应发生过程中，许多炎症因子及相关分子表达上调，皮肤反应性增高，增加了新变应原致敏的可有性。同时很多变应原经常同时存在，如镍、钴、铬；尘螨、各种花粉等。因此，多发致敏是常见的。临床工作发现，过敏患者如果不及时控制症状，致敏的变应原会越来越多。因此，过敏性皮肤病患者一定要及时控制炎症反应，避免多发致敏。

第 12 节 容易与过敏反应混淆的疾病

很多疾病的临床表现与变态反应无法区分，经常被误认为是过敏，但是，这些疾病并不符合过敏反应的四个要素（见本章第 2 节），因此不是医学上的变态反应。

一、非变态反应性肥大细胞脱颗粒

（一）假性变态反应

假性变态反应（pseudoallergic reaction）容易与 I 型变态反应混淆。临床表现可以与严重全身重症过敏反应、过敏性荨麻疹、过敏性鼻炎、过敏性哮喘等的临床表现完全相同，但发病机制不是变态反应，而是由组胺释放剂直接引起的肥大细胞脱颗粒所致的假性变态反应。

能够直接引起肥大细胞脱颗粒释放组胺的物质包括：①神经肽，补体，酶，药物如阿片类药物、放射对比显影剂、右旋糖苷、阿托品、奎宁、阿司匹林、毛果芸香碱、哌替啶、多黏菌素 B、聚山梨酯 80、维生素 B_1、筒箭毒碱，以及各种动物毒素等；②食物，如各种肉类、蛋、蘑菇、草莓、茄子、竹笋、菠菜、苹果、李子等；③酵母、水杨酸、柠檬酸等食品添加剂；④物理因素，如光、热、压力、振动、寒冷等也可以直接使肥大细胞脱颗粒。

（二）自身免疫反应

抗 IgE 自身抗体或抗 IgE Fc 受体自身抗体与肥大细胞 IgE 或 IgE Fc 受体结合引起肥大细胞脱颗粒。代表疾病为自身免疫性荨麻疹。

二、刺激性反应

（一）刺激性皮炎

刺激性皮炎容易与Ⅳ型变态反应所致的变应性接触性皮炎相混淆。刺激性皮炎的临床表现可以与变应性接触性皮炎完全相同。但无需致敏，变应原斑贴试验阴性。

（二）非免疫性速发型接触性反应

临床表现类似于速发型接触性反应，但是检测不到变应原特应性 IgE 抗体。

（三）光毒性皮炎

临床表现类似于日晒伤，常被认为日光过敏。

三、非过敏反应性药疹

药物引起的皮疹不一定都是变态反应，非变态反应性机制引发的药疹临床表现可以与变态反应性药疹类似。

（一）假性变态反应

如吗啡、可待因、放射对比显影剂可直接使肥大细胞脱颗粒，释放组胺，引起荨麻疹、血管性水肿。

（二）光毒性反应

如甲氨蝶呤可引起光毒性皮炎。

（三）副作用

如糖皮质激素可引起痤疮样皮疹。

（四）特异质

特异质（idiosyncratic reaction）如传染性单核细胞增多症患者易患阿莫西林药疹。

（五）不耐受

不耐受（intolerance）如 N 乙酰转移酶代谢慢的人容易发生普鲁卡因胺药物性红斑狼疮。

（六）贾-赫氏反应

贾-赫氏反应（Jarisch-Herxheimer reaction）表现为用药后出现发热、关节痛、淋巴结肿大及发疹型或荨麻疹样皮疹，是微生物反应疹，而不是药疹，见于使用青霉素治疗的梅毒患者或使用系统抗真菌药物治疗皮肤癣菌病患者。

（七）药物过量

如抗凝药物过量可引起皮肤紫癜。

（八）毒性反应

如化疗药物可引起肢端红斑。

第 13 节　过敏性皮肤病

一、定义

过敏性皮肤病指变应原（过敏原）通过变态反应性机制引发的皮肤病。可能疾病包括湿疹皮炎类皮肤病、荨麻疹类皮肤病、药物变态反应、食物变态反应以及其他变应原引发的变态反应。

二、过敏性湿疹皮炎

过敏性湿疹皮炎，即变态反应性湿疹皮炎，包括变应性接触性皮炎、速发型变应性接触性反应、光变应性接触性皮炎、外源性特应性皮炎、食物过敏性皮炎、吸入物过敏性皮炎、微生物变态反应性皮炎、湿疹型药物变态反应等。

并非所有湿疹皮炎都属于变态反应。非变态反应性湿疹皮炎包括刺激性皮炎、非免疫性速发型接触性反应、光毒性接触性皮炎、乏脂性湿疹、内源性特应性皮炎等。

三、过敏性荨麻疹

过敏性荨麻疹包括食物、吸入物、药物、注射物或接触变应原以及感染等通过变态反应性机制引发的荨麻疹，多数诱导性荨麻疹虽然难以确定变应原，但可能存在变态反应。

并非所有荨麻疹都是过敏。非过敏性荨麻疹包括假性变态反应性机制引发的荨麻疹、自身免疫性荨麻疹以及接触刺激性荨麻疹等。

第 14 节　湿疹与皮炎的概念和分类

一、湿疹

湿疹（eczema）的英文名源于希腊文"ekzein"，是水沸出的意思，指病因尚不明确，可能由多种内外因素引起，有渗出和融合倾向的皮肤病。广义的湿疹性皮肤病包括：特应性皮炎、接触性皮炎、脂溢性皮炎、乏脂性湿疹、淤积性皮炎、泛发性湿疹、钱币状皮炎、白色糠疹、幼年足跖部皮病等［见于 Bolognia JL、Jorizzo JL、Rapini RP，《皮肤病学（第 4 版）》］。在某些地区，尤其是德语地区，湿疹又指特应性皮炎。

我国传统医学中"湿疹"一词始见于清代。中医典籍《黄帝内经》中将湿疹类疾病称为"浸淫疮"，以后的典籍则将其分别归类于"风""疮"或"癣"中（表 1-3）。现代中医学将湿疹又称为"湿疮"。

表 1-3　中医典籍中"风、疮、癣"与湿疹的可能对应关系

疾病诊断	中医典籍中对应名称
急性湿疹	风湿疡、湿毒
亚急性湿疹	湿毒疡、湿气疮
慢性湿疹	顽湿
婴儿湿疹、特应性皮炎	胎敛疮、奶癣
油漆接触性皮炎	漆疮
屈侧皮炎，特应性皮炎	四弯风
淤积性皮炎、小腿湿疹	臁疮

疾病诊断	中医典籍中对应名称
阴囊湿疹	肾囊风、绣球风、胞胎漏
手背湿疹	瘑疮
颈部、胸部皮炎	钮扣风
下颌部湿疹	燕窝疮
耳周湿疹	旋耳疮
急性面部皮炎	面游风
脂溢性皮炎	白屑风
丘疹性湿疹	血风疮

现代医学中的"湿疹"系由英文翻译而来。湿疹是皮肤科的常见病，临床上，凡是具备了瘙痒、红斑、丘疹、水疱、脱屑、苔藓样变、肥厚等特点，有渗出及融合倾向的皮疹，均可以初步、暂时诊断为湿疹。湿疹是形态学描述性名称，而非病因学诊断。

二、皮炎

皮炎是一个组织病理学诊断，本身只说明存在皮肤炎症，由于过于笼统，"皮炎"一般不宜在临床上单独作为疾病诊断时使用，一定要有特定的修饰词，如脂溢性皮炎、手部皮炎等。

三、临床应用

临床上，"湿疹"与"皮炎"常在以下情况时使用：

1.在某种特定的皮炎没有得到明确诊断前暂时诊断为湿疹　比如接触性皮炎、特应性皮炎等特定皮炎在未能明确诊断以前多被诊断为湿疹。如果这些患者经过查找病因，发现是由接触外界某些物质引起的接触性皮炎，则应诊断为接触性皮炎。同样，最初诊断为湿疹的患者，在疾病发展过程中出现了典型的特应性皮炎特点，符合了特应性皮炎的诊断标准则应该诊断为特应性皮炎。

2. 在特指情况下，皮炎与湿疹可以共用　如脂溢性皮炎又称为脂溢性湿疹，特应性皮炎又称为特应性湿疹等。

四、国际分类

国际疾病分类（International Classification of Disease，ICD）-10、ICD-11 在皮炎与湿疹条目下包括多种疾病。

（一）ICD-10

ICD-10 中皮炎与湿疹条目下包括以下疾病：

1. 特应性皮炎。

2. 脂溢性皮炎。

3. 尿布皮炎。

4. 变应性接触性皮炎。

5. 刺激性皮炎。

6. 非特异性接触性皮炎。

7. 剥脱性皮炎。

8. 食入物质造成的皮炎（包括药疹）。

9. 慢性单纯性苔藓和痒疹。

10. 瘙痒症。

11. 其他：包括盘状湿疹、汗疱疹、自身敏感性　皮炎、感染性皮炎、间擦性红斑、白色糠疹、其他特异性皮炎和未分类湿疹。

（二）ICD-11

ICD-11 较 ICD-10 分类更细，ICD-11 中湿疹皮炎类皮肤病包括：特应性皮炎、脂溢性湿疹、接触性皮炎、钱币状皮炎、乏脂性湿疹、手足湿疹、淤积性皮炎、生殖器皮炎或湿疹、肛周皮炎或湿疹、感染性皮炎、创伤后湿疹、继发性湿疹、泛发性非特异性湿疹样皮炎、非特异性湿疹、脓疱疮化湿疹、疱疹样湿疹、眼睑皮炎或湿疹、唇部湿疹、间擦性湿疹、摩擦性湿疹等多种疾病。每一种疾病后又有详细的亚类，比如特应性皮炎、接触性皮炎等分成数个亚类。

推荐阅读 Dermatitis and eczema. World Health Organization. International Statistical Classification of Diseases，11th Revision（ICD-11）. Geneva，Switzerland：World Health Organization. https：//icd.who.int/browse11/l-m/en#/http％3a％2f％2fid.who.int％2ficd％2fentity％2f215767047. 2021.3.4.）

五、诊断流程

在临床工作中，凡遇到临床表现符合湿疹特点的患者，不要简单地诊断为湿疹。诊断可以遵循以下流程：

1. 首先排除临床表现类似于湿疹的其他疾病，如疥疮、浅部真菌病等；

2. 排除具有湿疹皮损的先天性、代谢性或营养性疾病，如高 IgE 复发感染综合征等；

3. 进一步考虑是否为特应性皮炎、接触性皮炎、脂溢性皮炎等已经可以明确分类诊断的湿疹，如果符合则相应诊断；

4. 不符合任何一种特异性皮炎时可以暂时诊断为湿疹或非特异性皮炎。根据临床经验，诊断为湿疹时，患者更容易接受。

六、根据皮损分期

根据皮损分期把湿疹分为急性湿疹、亚急性湿疹及慢性湿疹三种。这种分类只注重临床表现，不提示病因，但对于治疗尤其是外用药的选择非常重要。

1. 急性湿疹　表现为红斑、丘疹、水疱、糜烂或渗出。可以几种混合出现，也可以表现为红斑、鳞屑。组织病理学表现为表皮水肿，海绵变性或气球变性，可以形成水疱。真皮炎性细胞浸润。

2. 亚急性湿疹　水疱、糜烂及渗出减少，出现结痂及鳞屑。皮损边界不清。

3. 慢性湿疹　以皮肤肥厚、苔藓样变为主，红斑不明显，可以伴有鳞屑、抓痕、色素沉着或色素减退。

七、根据病因分类

根据可能病因把湿疹分为内源性湿疹与外源性湿疹两大类，但这一分类并未完全反映出实际情况，如外界因素在特应性皮炎的发病过程中也非常重要，并不能将特应性皮炎简单地归为内源性湿疹。许多湿疹的病因不明，可能是多种内外因素综合作用的结果，难以绝对划分为内源性湿疹或外源性湿疹。

1. 外源性湿疹　包括接触性皮炎、湿疹样多形性日光疹、感染性皮炎、癣菌疹、创伤后湿疹、手部湿疹、淤积性湿疹、青少年足跖皮病、代谢性湿疹、系统性疾病相关性湿疹、湿疹型药疹等。

2. 内源性湿疹　包括特应性皮炎、脂溢性皮炎、乏脂性湿疹、盘状湿疹、渗出性盘状苔藓样皮炎、慢性浅表性鳞屑性皮炎、白色糠疹等。

八、分类性湿疹与未分类性湿疹

建议把凡是具备了相对特异的临床特征，临床上可以进行分类诊断的湿疹称为分类性湿疹，如特应性皮炎、接触性皮炎、乏脂性湿疹、淤积性湿疹、脂溢性皮炎等。对于具备了湿疹的临床特点，而又不能进一步归类者，暂时称为未分类性湿疹（unclassified eczema），又称为非特异性湿疹（unspecific eczema），临床上可以简称为湿疹。不建议直接诊断非特异性皮炎，与国外不同，我国患者对这个诊断多不接受。可以根据部位诊断，如肛周湿疹、小腿湿疹、阴囊湿疹、乳部湿疹、外耳湿疹等。

第15节　机体免疫功能与湿疹皮炎

一、一般情况

多数患者认为湿疹皮炎和皮肤过敏者存在免疫力低下，比如特应性皮炎患者容易发生皮肤感染、对环境刺激的阈值降低，而对环境变应原的敏感性增加。研究发现，免疫力降低确实容易发生湿疹皮炎和皮肤过敏。但是湿疹皮炎和皮肤过敏者是否存在免疫力低下则不一定。

二、原发性免疫缺陷

许多原发性免疫缺陷病伴有湿疹皮炎样皮损及高 IgE 血症。如下述疾病：

1. Wiskott-Aldrich 综合征 系 X 连锁隐性遗传病，主要累及男性。一般生后 2 个月内发病，平均生存时间 6.5 年。表现为严重广泛的湿疹，剧痒，可出现紫癜。外周血血小板低，易出现血便、血尿、黑便以及肝大、反复发生化脓菌感染。血清 IgA 及 IgE 水平升高。

2. 选择性 IgA 缺乏症 约 10％的患者临床表现为湿疹及其他过敏反应，反复感染。有些表现为系统性红斑狼疮、皮肌炎、硬皮病、恶性贫血、甲状腺炎、类风湿关节炎等自身免疫病。

3. 高 IgE 复发感染综合征 又称为 Job 综合征。表现为婴儿皮肤及呼吸道反复感染、特应性皮炎样皮疹及血清高 IgE，外周血嗜酸性粒细胞增多。皮肤感染可出现脓肿，但炎症反应（红、肿、热、痛）轻。

4. X 连锁无丙种球蛋白血症 又称为 Bruton 病，少数患者也表现为皮炎，还可出现皮肌炎样反应。

5. 选择性 IgM 缺乏 少数可发生特应性皮炎样皮损。

三、获得性免疫缺陷

HIV 感染者并发过敏的概率增加，血清 IgE 水平明显高于正常人，皮肤迟发型超敏反应明显低于正常人。艾滋病患者自身免疫病、药疹的发生率也高。成年人胸腺切除、脾切除或使用免疫抑制剂可以使血清 IgE 增高。

第 16 节　金黄色葡萄球菌与湿疹皮炎和皮肤过敏

一、正常皮肤微生物群

正常皮肤表面含有很多微生物，共同构成皮肤微生物群（microbiota）。微生物群是皮肤屏障的一部分，对先天固有免疫及后天获得性适应性免疫均有调控作用。皮肤微生物群包括细菌、真菌、病毒等，常见如毛囊蠕螨、马拉色菌、疱疹病毒、细菌等。细菌以革兰氏阳性菌为主，包括棒状菌群（coryneform bacteria）、葡萄球菌（staphylococci bacteria）、微球菌（micrococci bacteria）等。皮肤微生物群包括常住微生物群及暂住微生物群。如表皮葡萄球菌是常住微生物，金黄色葡萄球菌（Staphylococcus aureus）是暂住微生物。

二、皮肤微生物群失调

皮肤微生物群失调在特应性皮炎、脂溢性皮炎等湿疹皮炎发病过程中非常重要。特应性皮炎患者皮肤正常菌群生物多样性下降，致病菌如金黄色葡萄球菌增加，且与发病有关。脂溢性皮炎主要与马拉色菌有关。

三、金黄色葡萄球菌特点

金黄色葡萄球菌为革兰氏阳性（G＋）需氧菌，兼性厌氧，最适生存温度为 35～40℃，最适 pH 7.0～7.5，干燥环境下可以存活数周。该菌是皮肤暂住菌。正常皮肤可以抵抗其生长繁殖，因此在正常人的光滑皮肤上该菌多检测不出，但在鼻前庭部位检出率可达 15%～25%，在会阴部及趾间等皮肤皱褶部位也可以检出。通过挖鼻孔或搔抓皮肤皱褶部位，可以将金黄色葡萄球菌传至手部，然后感染到其他部位。

四、金黄色葡萄球菌致病性

在湿疹皮炎、皮肤损伤情况下，皮肤屏障破坏，局部 pH 升高，容易继发细菌感染。金黄色葡萄球菌是皮肤感染的主要细菌，在临床诊断的湿疹继发感染患者中，金黄色葡萄球菌占 92.9%。而在没有临床可见感染表现的特应性皮炎、接触性皮炎、盘状湿疹等诸多湿疹皮炎，金黄色葡萄球菌的检出率也远高于正常人。金黄色葡萄球菌可以通过以下途径致病：

1. 毒素直接作用　主要是 α - 毒素，它可以直接引起角质形成细胞坏死，还可以引起炎症前分子 TNF-α 表达增加，引发炎症。δ - 毒素则可以引起肥大细胞脱颗粒。

2. 变态反应　如特应性皮炎患者血清中金黄色葡萄球菌毒素特异性 IgE 升高，且与疾病严重程度有关。

3. 超抗原反应 超抗原（superantigen）系不需处理，可直接与抗原提呈细胞的 HLA-DR 分子或诱导的角质形成细胞 HLA-DR 分子结合，引起细胞因子及炎症介质释放，无 MHC 限制性。低浓度超抗原即可激活大量 T 细胞及 B 细胞，引起炎症及自身免疫反应。已证明超抗原与银屑病和特应性皮炎等皮肤病有关。金黄色葡萄球菌产生多种肠毒素，如金黄色葡萄球菌肠毒素 A、B、C、D 有超抗原的特性，具有强大的免疫激活能力，能够直接作用于 T 淋巴细胞、抗原提呈细胞和 MHC-II 类分子阳性细胞，刺激 T、B 淋巴细胞活化，分泌细胞因子和特异性 IgE，引发皮炎。

4. 金黄色葡萄球菌超抗原可以损伤 CD4$^+$CD25$^+$调节 T 细胞的免疫抑制功能，造成免疫反应异常 金黄色葡萄球菌蛋白 A 可以刺激角质形成细胞过度表达 IL-18，后者可以介导自然型特应性皮炎。

5. 金黄色葡萄球菌超抗原还可以使皮肤对糖皮质激素的敏感性降低 降低外用糖皮质激素的疗效。

总之，合理的抗菌治疗在湿疹皮炎治疗中有重要意义。

五、抗菌治疗

（一）传统抗菌方法

在湿疹皮炎的治疗过程中，抗菌药物及抗炎药物联合治疗可以明显提高抗炎药的疗效，缩短疗程、减少复发。抗菌药物可以连续使用 10 天～ 2 周。外用抗菌药物包括防腐剂及抗生素。防腐剂如龙胆紫、聚维酮碘、氯己定、高锰酸钾、三氯生、氯碘羟喹等。外用抗生素如新霉素、夫西地酸、莫匹罗星等。研究发现局部或全身抗菌治疗与外用糖皮质激素联合应用明显优于单独使用糖皮质激素；针对广泛、糜烂、渗出的湿疹皮损，应系统应用抗生素；局部感染可以使用抗生素与抗炎药联合治疗。

（二）皮肤细菌移植

皮肤细菌移植（skin bacterial transplant，SBT）指使用活菌进行皮肤移植以恢复正常皮肤菌群的方法，对特应性皮炎的治疗有帮助。

第2章
过敏性皮肤病的诊断

第1节　诊断原则

确定一个疾病是否是过敏性疾病，需要满足 3 个条件：

1. 找到变应原；

2. 明确变应原和疾病发生之间确实具有因果关系，即存在现实相关性；

3. 确定变应原通过变态反应机制致病。

凡不能满足上述三个条件者，只能临床可疑为过敏性疾病。

找变应原的方法主要是根据病史及变应原检测。但是病史提供的过敏史多数不可靠。所有变应原检测的阳性结果也仅仅表明患者存在对该变应原的致敏状态，变应原是否是该皮肤病发病的原因需要靠激发试验来确定。在某些情况下，病史能明确提供某变应原与疾病发病的关系，则无需激发试验。确定变应原致敏的免疫学机制主要根据临床表现及实验室检查来推断，比如临床表现符合Ⅰ型变态反应，而且检测到该变应原特异性 IgE，则可以推断发病机制是Ⅰ型变态反应。

第2节　诊断流程

一、病史采集

诊断的关键是要考虑到过敏性皮肤病的可能性。通过全面了解患者的工作环境和生活环境，包括业余爱好、出门度假、特殊生活和工作习惯以及周围人群等各种情况下可能的变应原接触，根据临床表现推测可能的变应原以及变应原接触与皮肤病的因果关系，并进一步推测可能的变态反应机制。例如，荨麻疹重点在于考察食入变应原、吸入变应原和注射入变应原；湿疹重点在于检查接触变应原等。

二、体格检查

仔细寻找不同疾病的临床特点，以协助诊断。例如，各种不同接触变应原造成的接触性皮炎各有其特点，详见第 4 章。

三、诊断试验

仅根据病史及体检在很多情况下难以提示病因，因此须做特异性变应原诊断试验进一步检查。诊断试验包括特异性变应原检测试验和不同变态反应免疫系统的变化检测。

1. 用于 I 型变态反应的检测试验 包括：

（1）皮肤点刺试验（skin prick test，SPT）；

（2）皮肤划痕试验（skin scratch test，SST）；

（3）皮内试验（intradermal test）；

（4）血清变应原特异性 IgE 检测；

（5）嗜碱性粒细胞脱颗粒试验（basophil activation test，BAT）。

2. 用于 II、III 型变态反应的检测试验 包括：

（1）血清变应原特异性 IgG 或 IgM 测定。

（2）血清补体 C3、C4 水平测定，变态反应时一般会降低。

3. 用于 IV 型变态反应的检测试验 包括：

（1）皮内试验，如纯蛋白衍生物（purified protein derivative，PPD）结核菌素试验；

（2）斑贴试验（patch test，PT）；

（3）光斑贴试验（photopatch test，PPT）；

（4）外周血淋巴细胞特异变应原转化试验；

（5）巨噬细胞移动抑制试验。

第 3 节　常用在体诊断试验

在体（in vivo）诊断试验是在患者身体上进行的诊断试验，相当于激发试验。行速发型超敏反应的在体诊断试验时，由于存在发生全身重症过敏反应的风险，须准备急救设备及药品，并有相关医师能够处理紧急情况。

一、皮肤划痕试验

（一）方法

背部或前臂皮肤常规消毒，用专业划痕器械或注射针头（或化验室取血针或三棱针）划 5 mm 左右划痕，以不出血为度。然后滴加少量液体变应原。粉状变应原可用生理盐水溶解后再滴加。用 10 mg / ml 盐酸组胺做阳性对照，生理盐水做阴性对照。

（二）适应证

皮肤划痕试验主用于检测 IgE 介导的速发型超敏反应，适用于标准化及非标准化变应原。皮肤划痕试验的优点是不易引起全身性反应，即使出现反应，也可立即将变应原洗掉。

（三）结果判定

15～20 min 后观察结果。以红斑或风团直径超过组胺反应区域为阳性。

（四）注意事项

注意有毒及有刺激性的物质。血管扩张剂如烟酸、可待因、普鲁卡因、乙酰胆碱等不能做此试验。

药物会影响试验结果。抗组胺药应该停药 3 天以上，糖皮质激素及免疫抑制剂停药 2 周以上，茶碱类药物、色甘酸钠等也应停药 48 h 左右，非甾体抗炎药停药 3 天，甘草酸苷制剂等中药及中药提取物停药 1 周以上。测试局部皮肤外用糖皮质激素或钙调磷酸酶抑制剂停药 3 天以上。紫外线照射后 2～3 周再测试。

二、皮肤点刺试验

（一）方法

背部或前臂皮肤常规消毒，在测试部位先滴加 1 滴液态变应原，然后用特制点刺针或注射针头针尖刺入皮肤浅层约 1 mm 深，然后退出针头，约 1 min 后拭去浸液，其余操作方法及注意事项同皮肤划痕试验。用 10 mg/ml 盐酸组胺做阳性对照，变应原溶解液做阴性对照。

（二）结果判定

15 ～ 20 min 后观察结果。以反应直径超过 3 mm 或至少为组胺反应区域的 1/2 为阳性。本试验主要用于检测 IgE 介导的速发型超敏反应，尤其适用于标准化抗原。

三、封闭划痕试验

（一）方法

封闭划痕试验（scratch-chamber test）系改良的皮肤划痕试验，在皮肤划痕处滴加变应原后，用斑试小室盖在划痕上（即滴加液态抗原后再用斑贴试验小室密闭），其余操作方法及注意事项同皮肤划痕试验。

（二）适应证

本试验的用途同皮肤划痕试验，主要用于易挥发的变应原，如植物汁液（果汁、蔬菜汁）、肉类等的检测。

四、开放应用试验

（一）方法

开放应用试验（open application test）的测试方法为：将可疑引起皮肤反应的物质直接涂在皮肤上测试，观察反应。方法为背部或上臂伸侧皮肤常规消毒，将测试物 0.01 ～ 0.1 ml 涂 1 cm×1 cm ～ 5 cm×5 cm 大小，15 min 后用棉签轻轻擦去。固态物可用原物，用水浸湿后置于皮肤上。

（二）适应证

此试验可用于检测免疫性及非免疫性速发型接触性皮肤反应。

（三）结果判定

30 min ～ 2 h 观察结果。阳性反应为红斑、风团或小水疱。一般在原患处皮肤易出现阳性反应，但为安全起见，应先在无病变的皮肤上进行试验。如果阴性，再在原患处皮肤做试验。免疫性反应通常在 15 ～ 20 min 内出现反应，可持续数小时。而非免疫性反应多在 45 ～ 60 min 内出现反应。

国际上也有标准化开放应用试验变应原生产。注意事项同皮肤划痕试验。

五、摩擦试验

（一）方法

摩擦试验（rub test）是一种改良的开放应用试验，测试方法同开放应用试验：在加测试物时轻轻摩擦皮肤，以促进变应原渗透。

（二）适应证

检测适应证同开放应用试验，但较开放应用试验更敏感。

六、皮内试验

（一）方法

皮内试验（intrademal test；intracutaneous test）的测试方法为：上臂外侧皮肤酒精消毒，用一次性 1 ml TB 针抽取皮试药液。用针头刺入表皮浅层，进针 2 ～ 3 mm，推入皮试药液 0.01 ～ 0.02 ml，在局部形成皮丘。阴性对照液为变应原溶媒，阳性对照液为 0.1 mg/ml 磷酸组胺溶液。

（二）结果判定

注射后 15 ～ 20 min 观察结果。阴性结果为注射皮丘消失，局部皮肤无红斑、水肿。结果判定如下：

1. 阴性 注射部位皮肤无反应或丘疹直径＜ 5 mm，无红斑或仅有轻微红斑；

2.**"＋"阳性** 皮肤丘疹直径 5 ～ 10 mm，周围有轻度红斑；

3.**"＋＋"阳性** 皮肤丘疹直径 10 ～ 15 mm，周围直径 > 10 mm 红晕；

4.**"＋＋＋"阳性** 皮肤丘疹直径 15 mm，有伪足，周围直径 > 10 mm 红晕；

5.**"＋＋＋＋"阳性** 皮肤表现同"＋＋＋"阳性，同时出现周身反应，如皮肤大片潮红、痒，出现风团、憋气、哮喘等。

（三）适应证

皮内试验适用于标准化变应原，包括食物变应原、花粉变应原、尘螨变应原、霉菌变应原、昆虫变应原等吸入或注射入变应原的检测。其变应原皮内试验的安全性及可靠性必须经过严格的科学验证。由于变应原已注入体内，因此风险性要比其他皮肤试验大得多。

（四）注意事项

非标准化变应原不应直接做皮内试验。必须做时，应具备过敏性休克抢救设备。门诊应备有异丙肾上腺素、沙丁胺醇气雾剂，注射用肾上腺素等药物。

皮内试验的反应是皮肤最终的炎症反应，其机制可以是免疫反应也可以是非免疫反应，不一定是变态反应。

如果观察 12 ～ 24 h 或 72 h，可以观察到速发相反应、迟发相反应或Ⅳ型变态反应（红肿、硬结）。

七、斑贴试验及其辅助试验

（一）方法

将一定浓度的市售变应原或自制变应原置于斑试器内（有些市售过筛变应原如 TRUE test 检测系统已经配置好，可以直接使用），贴敷于受试者上背部，用皮肤画笔或其他标记笔做好标记即可。在贴敷后 48 h，将斑试物除去，30 min 后做第一次判读；在去除斑试物后的第 2 或第 3 天，做第二次判读。有时还需在贴敷后 7 天（去除后 5 天）再做一次判读，以免遗漏迟发相反应。

（二）适应证

斑贴试验可用于变应性接触性皮炎的诊断和刺激性接触性皮炎的鉴别诊断，也可以用于其他皮肤变态反应如药物过敏、食物过敏的诊断以及用于寻找替代物，指导日常工作及生活。

（三）结果判定

结果判定采用国际接触性皮炎研究组（International Contact Dermatitis Research Group，ICDRG）推荐的方法（表 2-1）。

表 2-1　ICDRG 推荐的斑贴试验结果判定方法

代号	中文名称	皮肤表现
+?	可疑反应	仅有轻度红斑，不可触及
+	弱阳性	红斑、浸润，可有少量丘疹
++	强阳性	红斑、浸润、丘疹、水疱
+++	极强阳性	红斑、浸润、水疱、大疱
IR	刺激性反应	
NT	未试验	

（四）刺激性反应

以下反应是典型的刺激性反应：

1. 脓疱、溃疡、紫癜、坏死等剧烈反应；

2. 皮肤干燥，表皮起皱或轻度脱屑；

3. 边界极端清楚，与斑试器完全一致的浅红斑；

4. 反应在第二次判读时消退；

5. 自行配置的变应原斑贴试验时，变应原浓度呈梯度变化，斑贴试验强度不随之相应变化，而是在某个浓度后突然消失，即有刺激阈现象。

（五）辅助试验

在有些情况下，斑贴试验阴性或某些物质直接做斑贴试验的安全性未知，可以做以下辅助试验：

1. 开放试验 开放试验（open test）又称为使用试验（use test），因其不用斑试器封闭，又可以快速洗去测试物，安全性高。主要应用于对未知的非标准变应原斑贴试验前的测试。对患者带来的可疑过敏物品，如化妆品、漆类、胶类、油类、清洗剂等，可以将原物或用水等溶剂将其溶解后滴于前臂屈侧，让其自然扩散、挥发，在 30 ～ 60 min 内注意观察，以发现速发型接触性反应。在 3 ～ 4 天后再进行最后判读，如阴性，方可进行常规斑贴试验。

2. 应用试验 应用试验又指将可疑物品直接模仿患者实际使用时的状况，以观察其反应。主要用于高度怀疑过敏而斑贴试验阴性的患者。本试验对于衣物或化妆品过敏检测尤为适宜。但由于患者往往惧怕复发，不愿意再使用可疑物品，因此实际应用时有一定难度。

3. 反复开放应用试验 反复开放应用试验（repeat open application test，ROAT）主要在斑贴试验阴性，但高度怀疑接触性皮炎时使用。方法为将可疑变应原涂于上背部或上臂部外侧，每日涂 2 次，连续 7 天。试验区域至少为 5 cm×5 cm，测试物 0.1 ～ 0.5 ml 左右，阳性反应通常在 2 ～ 4 天出现，表现为湿疹样。在阳性反应出现时，应告知患者停止外涂测试物。阳性结果说明存在接触性皮炎，但不能说明是变应性皮炎还是刺激性皮炎。

4. 特应性斑贴试验 特应性斑贴试验（atopic patch test）指用食入或吸入变应原在特应性（异位性）体质个体施行的斑贴试验，在非特应性体质者为阴性。机制是特应性体质者对这些变应原存在 IgE 介导的 I 型变态反应。这些患者朗格汉斯细胞表面有变应原特异性 IgE Fc 受体，可以结合变应原特异性 IgE。变应原特异性 IgE 与变应原结合，再与朗格汉斯细胞表面变应原特异性 IgE Fc 受体结合，朗格汉斯细胞携带并处理变应原，引发 IV 型变态反应。与朗格汉斯细胞的 IgE 受体结合的变应原特异性 IgE 是特应性斑贴试验阳性的前提。如果仅有变应原特异性 IgE，但是没有能与朗格汉斯细胞结合的变应原特异性 IgE（如无皮疹的过敏性哮喘患者），则特应性斑贴试验为阴性。根据经验特应性斑贴试验变应原的浓度是皮内试验浓度的 100 倍。

5.划破斑贴试验 划破斑贴试验（scratch patch test）指在斑贴试验前，用钝物先将表皮划破，以利于变应原的吸收。主要适用于大分子变应原的斑贴试验。

八、光斑贴试验

（一）方法

光变应原的贴敷方法同常规斑贴试验，但进行光斑贴试验时应在背部两侧平行贴完全相同的两列变应原。其中一列在测试过程中要始终避光，在贴敷 2 天后，于暗处去除，并判读结果，然后仍避光，目的是检测可能的变应性接触性反应。另一排则在贴敷 1 ～ 2 天后去除，进行判读，记录结果后照射长波紫外线（UVA）。投照距离为 20 cm，时间为 20 ～ 30 min，照射后遮盖避光，24 ～ 48 h 后判读结果。对于光照后是否再贴敷变应原，目前还有争议。但一般认为，在温带气候，可以不再贴敷。

所用 UVA 的剂量目前还无统一认识，一般实验室采用的光照量为 1 ～ 15 J/cm^2，斯堪的那维亚常规斑贴试验标准化委员会认为 5 J/cm^2 较合适。当光敏感很严重时，应使用 50％最小红斑量（minimal erythema dose，MED）的 UVA。如果预先测知患者对 UVA 的耐受力，确定了患者对 UVA 照射的阈值，光斑贴试验时，投照时间可以选择恰低于阈值反应的时间。多数患者对照射 20 ～ 30 min 可以耐受，但在极敏感个体，时间应缩短。

（二）适应证

光斑贴试验适用于光变应性接触性皮炎的诊断。

（三）结果判定

具体操作程序为：

1.第一天，给患者贴敷光变应原，并照射 UVA 或中波紫外线（UVB）以测定最小红斑量；

2.第二天，测量最小红斑量数据，一列变应原进行 UVA 照射或在第三天照射；

3.第三天，两列均去除斑试物，判读结果；

4.第五天，第二次判读结果。最终结果以第二次判读结果为准。

判读方法同常规斑贴试验。未照射区无反应，而照射区有反应者为光斑贴试验阳性。如果两侧反应相同，则仍记录为一般接触性过敏。如果两侧均阳性，但照射区强度大，则考虑为接触性过敏及光过敏共存。要注意与光毒性反应的区别，必要时可做变应原浓度梯度测试试验。光变态反应强度随变应原浓度呈梯度变化，且在低浓度仍有反应。

记录方法同斑贴试验，但在结果前加光（photo- 或 ph）的标记：ph？＋、ph＋、ph＋＋或 ph＋＋＋。

九、激发试验

（一）定义

激发试验（rechallenge test）指再次让患者暴露于其可疑变应原，观察是否发生反应。怀疑化妆品过敏者，再次使用可疑化妆品以观察是否出现反应。激发试验可以提供某种特定物质引起皮肤反应的确切证据，但是这一反应不一定是过敏反应，其他机制引起的反应也可以阳性。

（二）分类

激发试验包括以下几种：

1.鼻黏膜激发试验　用于上呼吸道变应原检查；

2.气管激发试验　用于支气管肺疾病检查；

3.结膜激发试验　用于眼部疾病检查；

4.皮肤激发试验　用于皮肤疾病检查；

5.口服激发试验　用于食物或药物反应检查。

（三）注意事项

由于再暴露变应原可能引起疾病复发或加重，因此，怀疑有重症变态反应病史者不应做激发试验，这些疾病包括严重全身过敏反应（过敏性休克）或类过敏性休克样反应、重症药疹及有内脏损害如血液或心肾肝损害的反应。

第 4 节　常用体外诊断试验

体外（in vitro）诊断试验是体外检测患者如血清中的变应原特异性抗体等进行的诊断试验。

一、血清总 IgE 检测

（一）临床意义

IgE 由活化的 B 淋巴细胞即浆细胞合成并释放入血。正常人血液中都含有一定数量的 IgE。半衰期为 2.5 天。11 周后的胎儿即可合成。标准单位为 KU/L，$1U=2.4 \times 10^{-9}g$。

血清总 IgE（serum total IgE，tIgE）的正常值可因种族、国家、地域不同而不同。初生婴儿血清 tIgE 水平低于 1 KU/L；5 岁后可达成人水平。一般白种人成人血清 tIgE 水平为 $1 \sim 180$ KU/L；超过 200 KU/L 可能为变态反应。IgE 抗体过量产生与 Th1 与 Th2 细胞失衡有关，血清 tIgE 检测结果存在以下几种可能：

1. 异常增高可能存在 I 型变态反应及 2 型炎症；

2. 异常增高可能存在免疫功能异常；

3. 血清 tIgE 水平正常，不能排除变态反应，还须进一步查血清变应原特异性 IgE。

4. 异常增高与变态反应无关。

（二）非过敏情况

除过敏反应外，血清 tIgE 升高还见于以下情况：

1. 寄生虫感染；

2. 大疱性类天疱疮；

3. 霍奇金淋巴瘤；

4. 心肌梗死；

5. 细菌或病毒感染；

6. 嗜吸烟者。

因此，在解释血清 tIgE 结果时，要注意血清 tIgE 水平升高，只提示患者可能存在 I 型变态反应，也可能是其他原因造成的；血清 tIgE 水平不高，不能排除 I 型变态反应。

二、血清变应原特异性 IgE 检测

（一）概念

血清变应原特异性 IgE（specific IgE，sIgE）检测的是人血清中能与某种变应原抗原决定簇特异性结合的 IgE 抗体的含量，即变应原 sIgE 的浓度。阳性提示机体对该变应原存在过敏状态，可能发生速发型超敏反应。

（二）优点

与体内试验相比，本检测具有患者痛苦小、更安全、可同时检测更多变应原、结果稳定、不受食物和药物的影响、特异性较高、较少受皮损和疾病发作期影响等优点。

（三）分类

根据检测结果报告类型，分为变应原定性检测和变应原定量检测两类。变应原定性检测仅报告阳性及阴性结果，或对阳性结果进行分级。变应原定量检测则报告变应原 sIgE 的具体浓度。美国临床和实验室标准协会（Clinical and Laboratory Standards Institute，CLSI）认为 sIgE 的浓度 0.35 IU/ml 能够较好地区分过敏与非过敏状态，建议将 0.35 IU/ml 作为变应原 sIgE 的临界值。但是血清变应原 sIgE 浓度高于 0.35 IU/ml 并不一定出现过敏症状。与其他检验指标临床意义不同，血清变应原 sIgE 浓度高不一定代表要出现变态反应，而要根据血清变应原 sIgE 浓度-过敏反应发生概率曲线确定过敏症状发生的概率。

（四）血清变应原 sIgE 浓度-过敏反应发生概率曲线

血清变应原 sIgE 浓度与过敏反应发生概率呈正相关，即血液中变应原 sIgE 抗体浓度越高，出现临床过敏反应的概率就越高，概率曲线示意图如

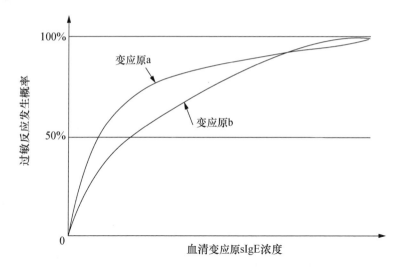

图 2-1　血清变应原 sIgE 浓度－过敏反应发生概率曲线

图 2-1。检测出变应原 sIgE 的浓度后可以在该曲线中查到过敏症状发生的概率。不同变应原的血清变应原 sIgE 浓度-过敏反应发生概率曲线并不相同。比如同样达到 50％出现过敏症状的变应原 sIgE 浓度不同。血清变应原 sIgE 浓度在 0.35 IU/ml、0.7 IU/ml、3.5 IU/ml 时，对尘螨发生过敏的概率分别为 20％、40％、90％；对猫毛皮屑过敏的概率分别为 25％、50％、93％；对狗毛皮屑过敏的概率分别为 15％、25％、55％。

（五）阳性预测值

血清变应原 sIgE 达到某一浓度的全部检测病例中，真正罹患过敏病例所占的比例，称为该结果的阳性预测值（positive predictive value，PPV），可以反映变应原检测结果患过敏疾病的可能性。不同地域、人种、年龄、疾病的食入变应原的临界值各异，尚无统一标准。阳性预测值非常重要。中国《食物过敏相关消化道疾病诊断与管理专家共识》中指出，当牛奶变应原皮肤点刺试验和血清变应原 sIgE 的 PPV ＞ 95％时，应直接回避牛奶蛋白和奶制品，不要进行激发实验。由于定性检测只能得到阴阳性和（或）分级结果，没有具体的量值数据，无法获得 PPV，难以精准预判患者是否可能食物过敏。

（六）阴性预测值

血清变应原 sIgE 低于某一浓度的全部检测病例中，真正发生过敏反应病例所占的比例，称为该结果的阴性预测值（negative predictive value，NPV），可以反映变应原检测结果不患过敏疾病的可能性。

（七）结果解释

1. 血清变应原 sIgE 阳性 仅表示患者对该变应原有可能发生 I 型变态反应，且其发生概率因变应原不同而不同。因此阳性不表示一定产生临床症状。是否产生临床症状，还与患者机体免疫功能状态、合并疾病以及是否服用抗过敏药物有关。

2. 血清变应原 sIgE 阴性 说明患者对所检测变应原没有致敏，但并不表示患者对其不会产生反应。这种情况在食入变应原检测时最为常见。许多患者反映在食用某些食物后会发生反应，但变应原检测却阴性。这可能是由于：

（1）食物的成分相当复杂。用作检测的食物抗原与患者真实的食物抗原不符；

（2）患者发生的食物反应是非变态反应，至少是非 I 型变态反应机制引发的反应；

（3）变应原 sIgE 结合于细胞受体；

（4）变应原 sIgE 已经代谢掉或被变态反应暂时耗竭；

（5）存在抗 IgE 自身抗体。

这几种情况重复测定可获得阳性结果。

（八）sIgE 与 tIgE 关系

血清变应原 sIgE 水平与血清 tIgE 水平不一定相符，虽然变应原 sIgE 高于正常水平，但 tIgE 可以仍在正常水平。同样 tIgE 水平高可能是由检测的变应原 sIgE 之外的因素引起。

（九）血清变应原 sIgE 检测与在体皮肤试验比较

血清变应原 sIgE 检测与变应原在体皮肤试验的结果也不一定平行，二者的区别见表 2-2。在体皮肤试验测试的是人体对变应原的皮肤反应，相当于体内激发试验，阳性结果说明患者对注入的变应原或其溶媒有反应，但并不一定是变态反应。

表 2-2　血清变应原 sIgE 检测与在体皮肤试验的区别

	血清变应原 sIgE 检测	在体皮肤试验
变应原	纯化变应原	纯化或自制变应原
检测对象	血清变应原 sIgE	机体反应，可能不是变态反应
特异性	更高	高
敏感性	高	高
安全性	安全	有一定风险
结果判定	更客观	主观影响大
抗组胺药	对试验无影响	可致假阴性
糖皮质激素	可抑制结果	可致假阴性
免疫抑制剂	可抑制结果	可致假阴性
皮肤划痕症	对试验无影响	可致假阳性

三、血清变应原分子检测或组分检测

（一）概念

血清变应原分子检测或组分检测使用提纯的待测变应原的主要抗原决定簇分子或组分（component）进行变应原检测，以提高检测特异性及准确性的方法。

（二）意义

当前用于变应原检测的物质来源于植物或动物的组织提取物，比如用于花粉变应原检测的抗原即从花粉中提取而来，除了做变应原检测也用于减敏治疗。缺点是变应原均质性不强，受植物、动物生长条件的影响，组分会有所不同，不但变应原检测不准，减敏特异性及效果均差，甚至有因为减敏而导致致敏者。解决办法是直接制备变应原的主要抗原决定簇分子或组分进行分子检测或组分检测。比如已知花生变应原成分有 Ara h 1、Ara h 2、Ara h 3、Ara h 4、Ara h 5、Ara h 6、Ara h 7 等，主要变应原组分又依花生的食用方法如生、煮、炸、酱、烤等不同而不同，根据人群饮食习惯，使用不同的花生组分进行检测的可靠性更好。

四、血清变应原特异性 IgG、IgM 测定

血清变应原特异性 IgG、IgM 测定用于Ⅲ型变态反应如血清病的变应原检测。目前尚无公认的商用检测试剂，其临床应用尚有待研究。

五、血清补体测定

血清补体测定用于检测血清补体含量。Ⅲ型变态反应过程中会消耗补体，血清补体水平下降。

六、嗜碱性粒细胞脱颗粒试验（basophil activation test，BAT）

嗜碱性粒细胞脱颗粒试验用于Ⅰ型变态反应的变应原检测，方法是将可疑变应原加入体外含有嗜碱性粒细胞的全血或培养系统中，观察是否出现嗜碱性粒细胞活化、脱颗粒、释放组胺的现象，主要用于研究。

七、其他

如外周血淋巴细胞特异变应原转化试验及巨噬细胞移动抑制试验可以用于检测变应原刺激的特异淋巴细胞活化，目前仅限于接触变应原或药物过敏的科学研究。

第5节　过敏诊断试验的注意事项

一、在体诊断试验注意事项

（一）妊娠、哺乳期

由于对妊娠期妇女及胎儿的健康影响尚缺乏研究，孕妇及哺乳期妇女忌做本试验。

（二）过敏反应病史

实施在体变应原诊断试验前必须仔细询问病史，对于有可能对待测变应原发生全身反应病史如表现为憋气或哮喘发作以及过敏性休克者不宜。对接触变应原有严重局部反应者也不宜行斑贴试验。

（三）皮肤划痕症

皮肤试验如点刺试验、划痕试验、皮内试验易出现假阳性，有皮肤划痕症的患者不推荐皮肤试验，但是可以进行斑贴试验。

（四）急性期

在过敏反应急性期 2 周内不宜进行在体诊断试验，以免发生假阳性或假阴性反应。

（五）测试部位

一般取背部或上臂伸侧。测试部位的敏感性由高到低依次为背部＞上臂外侧＞前臂伸侧＞前臂屈侧。

（六）皮肤状态

测试部位皮肤不应有痤疮、毛囊炎、疖肿、糜烂等皮损干扰测试结果。

（七）全身状态

合并肿瘤，严重肝、肾疾病，营养不良，HIV 感染等全身疾病可能致阴性测试结果。

（八）测试物选择

要熟悉测试物的理化性质、刺激性及毒性。对于自己不了解的物质，不应做测试；测试非标准变应原各种实验方法的安全性从高到低，依次为皮肤划痕试验、皮肤点刺试验、封闭划痕试验及皮内试验。

（九）停用相关药物

1. 实施速发型变态反应的皮肤试验时，抗组胺药应该停药 3 天以上，糖皮质激素应停药 2 周以上，免疫抑制剂应停药 4 周以上，茶碱类药物、色甘酸钠等也应停药 48 h 左右，非甾体抗炎药应停药 3 天。甘草酸苷制剂等中药及中药提取物应停药 1 周以上。测试局部皮肤外用抗炎药如糖皮质激素或钙调磷酸酶抑制剂，应停药 1 周以上。

2. 对于斑贴试验，系统使用糖皮质激素类药物应停药 2 周以上，免疫抑制剂应停药 4 周以上，局部使用抗炎药物如糖皮质激素或钙调磷酸酶抑制剂应停药 1 周以上。

（十）紫外线

对于速发型超敏反应的皮肤试验和血清特异性抗体检测，应该在紫外线照射后（如强烈日光照射后）2 ～ 3 周再测试。强紫外线照射后 4 周内勿做斑贴试验。

（十一）对照

未知变应原斑贴试验阳性后，应选 20 例没有接触过敏史的正常志愿者做对照，同样做斑贴试验，如均阴性，则支持阳性反应。

二、体外诊断试验注意事项

（一）药物

抗组胺药对血清特异性抗体检测无影响。糖皮质激素、免疫抑制剂及中药提取物如雷公藤制剂、复方甘草酸苷等可能会抑制 B 淋巴细胞，影响抗体产生，建议停药 2 周以上检测。外用治疗药物影响很小，一般不用停药。

（二）皮肤状态

局部皮肤状态及皮肤划痕症均不影响检测。但急性期可能因变应原被消耗而至假阴性。同样，久不接触可疑变应原，血清变应原 sIgE 的水平也降低。

（三）全身状态

合并肿瘤，严重肝、肾疾病，营养不良，HIV 感染等全身疾病可能致阴性测试结果。

第6节 过敏诊断试验的结果解释及处理

一、结果解释

（一）阳性结果的意义

无论何种诊断试验，阳性结果只能说明患者存在对该变应原的致敏状态，至于该变应原是否是患者皮肤病的病因还不清楚。做完检查试验后，应该仔细询问病史。如果患者每次发病（至少2次）均与接触该变应原有关，则可以确定该变应原是其皮肤病的病因。如果病史不能确定，则需要让患者先回避该变应原一段时间，待皮损消退后，进行激发试验，如应用试验等，判断是否激发出皮损，如阳性则可以确定因果关系。做激发试验以前，要充分判断激发试验的安全性，如果检测结果的阳性预测值很高，非常有可能出现过敏症状，则不应行激发试验。有时该变应原只是患者现有皮肤病的加重因素而不是病因。还有相当多的情况是，敏感变应原是患者过去皮肤病的病因，如有金属过敏史的患者又出现了染发皮炎，在之后的测试中可以测试出金属过敏，但不是当前皮肤病的病因。

（二）与临床的关系

过敏试验检测阳性结果与临床的关系可以分为以下几种：

1. 现在相关　阳性变应原是现有皮肤病的病因或加重因素。

2. 过去相关　阳性变应原是患者过去曾患皮肤病的病因或加重因素。

3. 将来相关　阳性变应原在检测时没有发现相关性，但在将来随访中出现了与之相关的皮肤病。

4. 相关性不明　不能确定患者是否接触该变应原。

（三）阴性结果的意义

阴性结果提示患者对测试变应原没有致敏，可以接触，但是要充分评估是否存在假阴性。

二、检测后处理

通过病史及激发试验确定是病因或加重因素的变应原，患者应脱离接触；确定没有致敏的变应原，患者可以接触。

第 3 章
过敏性皮肤病的治疗

第 1 节　病因治疗

病因治疗即针对引起皮肤过敏的变应原进行治疗，有望根治过敏性皮肤病。有以下具体方法：

一、脱离变应原

变应原的脱离有时比较容易，如某些食物变应原，可以通过"忌口"来进行。某些吸入变应原则不易脱离，但可降低其浓度，如不在居室内养宠物，少养花，居室清洁，减少尘土等；床铺被褥可多用几层罩，这样外层勤洗勤换，内部就不容易聚集尘土、生长尘螨，可以大大减低尘螨的浓度；住高层楼房、消除室内漏水的水池，少养需水量大的花草可以大大减少霉菌变应原的量。职业性变应原通过脱离原工作环境可以避免接触。

二、替换变应原

某些情况下变应原的脱离比较困难，比如一位外科大夫发生了对乳胶手套的变应性接触性皮炎，如果单纯让其脱离乳胶手套，他的职业生涯就结束了。其实，目前市场上已经有很多化学成分不同的乳胶手套，经过详细检查，确定其过敏成分后，在市场上购得不含其变应原的乳胶手套，可以使其不再发生过敏性皮炎。

三、化学结构修饰

通过对变应原的化学结构进行修饰，使其变应原性发生改变，为人类提供更好、更安全的生产、生活用品。这也是我们皮肤科医生应该明确患者常见过敏原的原因之一。只有充分了解哪些物质是重要的变应原，化学专家才有可能进一步改善修饰其化学结构。

四、减敏治疗或变应原特异性免疫治疗

有些过敏反应在过敏原无法避免接触，引起的症状又严重影响患者的工作及生活，且常规对症治疗无效时，可以选择减敏治疗（hyposensitization therapy），又称为变应原特异性免疫治疗（allergen-specific immunotherapy，ASIT）。本方法既往称为脱敏（desensitization），但由于真正的脱敏难以达到，故目前学术界少用脱敏一词，而多称之为减敏或变应原特异性免疫治疗。具体做法是主动让患者与敏感变应原少量多次反复接触，剂量由小到大，逐渐达到耐受，使其再遇相同变应原时，不再产生过敏症状。一般治疗数周至数月见效，然后间歇维持。

（一）适应证

减敏治疗适用于速发型超敏反应吸入变应原、昆虫变应原及物理变态反应，以及食入变应原如花生、牛奶过敏的治疗；对过敏导致的过敏性鼻炎、哮喘及特应性皮炎等也有治疗作用。

（二）分类

按照接受变应原的途径，变应原特异性免疫治疗可以分成以下几类：

1. 皮下免疫治疗（subcutaneous immunotherapy，SCIT） 是传统方法，需要注射条件，可能出现注射部位疼痛等不良反应；

2. 舌下免疫治疗（sublingual immunotherapy，SLIT） 是近年新兴起的治疗方法，舌下给予变应原，更加方便；

3. 口服免疫治疗（oral immunotherapy，OIT）；

4. 皮肤贴片（skin patch）**免疫治疗**。

（三）可能机制

减敏治疗的机制尚不明确，可能理论有以下几种：

1. 封闭抗体理论 在减敏治疗过程中，产生封闭抗体 IgG，与 IgE 竞争结合抗原，使 IgE 结合的抗原少而不引起发病。

2. 微休克理论 通过反复轻微的抗原抗体反应，逐渐消耗体内 IgE，使其不再产生反应。

3. 免疫抑制理论 反复少量接触变应原可刺激抑制 T 淋巴细胞增生活化，直接抑制 IgE 的产生，或通过产生过敏抑制因子来抑制 IgE 的产生等。以上理论还未获最终证明。

（四）注意事项

1. 本疗法适用于变应原明确，变应原与临床症状有确定的相关性，是主要过敏症状的原因，而且在过敏原没有办法避免暴露的情况下使用，比如对花粉过敏，难以做到避免接触。

2. 本疗法也用于变应原虽然可以避免接触，但是过敏反应属于重症过敏反应，一旦暴露有生命危险的过敏原，比如花生或蜂螫引起的过敏性休克。

3. 对于物理变态反应，比如寒冷性荨麻疹。在确定没有禁忌证的情况下（如冷球蛋白血症等），使用温水泡手，逐渐降低温度、延长时间，使其耐受。

4. 注意预防严重不良反应。

推荐阅读 Pajno GB，Bernardini R，Peroni D，et al. Allergen-specific Immunotherapy panel of the Italian Society of Pediatric Allergy and Immunology（SIAIP）. Clinical practice recommendations for allergen-specific immunotherapy in children：the Italian consensus report. Ital J Pediatr，2017，43（1）：13.

第 2 节　对症治疗

对症治疗用于缓解湿疹皮炎及皮肤过敏反应的临床症状，包括局部外用治疗、系统药物治疗、物理治疗和其他疗法。

1. 对于面积小于体表面积 10%～30% 的皮损，可以单纯局部外用治疗，否则多须系统用药。

2.系统用药包括抗组胺药、肥大细胞膜稳定剂、糖皮质激素、免疫抑制剂、生物制剂及小分子药物、中医中药等。

3.生物制剂精准靶向治疗及小分子非糖皮质激素类药物是近年特应性皮炎治疗的重大进展。尤其是生物制剂精准靶向治疗可能对明确特应性皮炎发病机制有帮助。

4.其他治疗方法包括湿包疗法、中医疗法、心理治疗等。

5.性能良好的功能性保湿剂对湿疹皮炎的治疗及预防非常重要。

一、局部外用治疗

（一）保湿剂

保湿剂（moisturizer）又名润肤剂（emollient），是能够增加皮肤水分，改善皮肤外观，使之更加光滑、柔软的外用制剂。可以明显改善皮肤屏障功能、纠正皮肤屏障功能障碍。添加某些活性成分以后，还具有某些生物学功能，也可以作为其他外用药的基质使用。

1.适应证　适用于皮肤屏障功能障碍、皮肤干燥的治疗，如急性干燥、脱屑性皮损；亚急性或慢性湿疹以及急性湿疹皮损经治疗后的干燥，以及特应性皮炎、乏脂性湿疹、皮肤干燥症、银屑病、手部湿疹等的皮肤干燥。含有功能性物质的保湿剂可以用于抗菌、消炎。

2.分类　常用保湿剂分为几类：

（1）封包剂（occlusive）：如羊毛脂、动物脂、磷脂、硅油、凡士林、石蜡、胆固醇、矿物油、橄榄油等有封包作用，可以阻止皮肤水分丢失；

（2）润湿剂（humectant）：如甘油、丙二醇、尿素（≤10%）、维生素 E、透明质酸、蜂蜜、乳酸钠、山梨醇、蛋白、凝胶等可以结合皮肤中的水分，起到保湿作用。但在环境湿度低时，可能会增加皮肤水分丧失；

（3）亲水基质（hydrophilic matrices）：如透明质酸、燕麦胶等主要为高分子物质，可以在体表形成保护层，阻止水分蒸发；

（4）含有活性成分的保湿剂：如加入维生素、植物或中草药提取物、抗氧化剂、多肽、抗菌肽、钙基、抗炎物质等，从而具有相应抗菌、抗炎、止痒等活性，可以用于相应皮肤问题的辅助治疗。

（5）基础保湿剂：仅含有基本保湿成分，不含有香精、蛋白质、防腐剂、激素、抗生素等添加剂，保湿性能好，安全性高的保湿剂，更适合对上述成分过敏者及敏感肌肤者使用。

3. 注意事项

（1）皮肤屏障功能障碍明显的患者（如特应性皮炎患者）需要使用含脂类成分高的保湿剂，而不是单纯水分高的保湿剂。后者可以即刻增加皮肤水分，但是随后随着水分蒸发会加重皮肤干燥。

（2）保湿剂中不应含有香料、大豆或牛奶蛋白等，因为这些物质是常见的过敏原。

（3）注意季节，如夏季多汗，不宜使用油性太大的保湿剂。

（4）注意部位差异，如四肢、手足容易干燥，应使用含油多的保湿剂，而面部、上胸部、背部、颞部本身油脂分泌多，则不应使用油性太大的保湿剂。

（5）保湿剂使用时应该顺着毛发的方向涂抹，相反方向会引起毛囊炎。

（二）清洁剂

清洁剂包括生理盐水、0.1％依沙吖啶（利凡诺）、1∶8000高锰酸钾液、1∶5000呋喃西林液、2％硼酸液及植物油等，可用来清除皮损表面的渗出物、脓液及痂。对于渗出较多的湿性皮损，多用上述水溶液清洗后湿敷。厚痂往往需用植物油浸软后清除，有时还需用0.1％依沙吖啶或凡士林厚涂包扎后，才能软化清洗。湿敷后要立即应用油剂，以免由于湿敷，水分过度蒸发造成的干裂反应。

（三）保护剂

保护剂如滑石粉、氧化锌、炉甘石、硅霜等，有止痒、保护、收敛及消炎作用，用于荨麻疹、无渗液的湿疹皮炎和皮肤瘙痒。外涂于患处，每日数次。注意勿用于糜烂、渗出性皮损及毛发多的部位，如头皮、腋窝等。不良反应主要是皮肤干燥，要注意相应使用保湿剂。

（四）止痒剂

止痒剂包括 0.5％～ 2％薄荷脑、2％樟脑、5％苯唑卡因、1％达克罗宁、5％多塞平以及白色洗剂、炉甘石洗剂等，均有一定止痒作用。由于外用抗组胺药容易发生接触致敏，故最好不外用。

（五）抗菌药

抗菌药可用于湿疹皮炎继发细菌感染、湿疹皮炎或特应性皮炎金黄色葡萄球菌定植增加或预防细菌感染等，包括消毒杀菌剂如 1％龙胆紫液、0.1％利凡诺液、1∶8000 高锰酸钾液、2.5％～ 10％过氧化苯甲酰等。局部染色和刺激性限制了他们的使用。局部抗生素包括莫匹罗星、夫西地酸、多黏菌素、红霉素、新霉素、环丙沙星等。由于容易过敏，不要外用磺胺、青霉素等。由于没有内用剂型，莫匹罗星作为单纯外用的抗生素，安全性更好。

（六）抗真菌药

抗真菌药包括 3％～ 10％水杨酸、6％～ 12％苯甲酸、10％～ 30％冰醋酸液、2.5％～ 10％碘酊、5％～ 10％硫磺，以及各种唑类药物，如咪康唑、益康唑，丙烯胺类药物如特比萘芬以及环吡酮胺等，可用于湿疹皮炎继发皮肤真菌感染使用。注意手足癣继发细菌感染湿疹化、感染性湿疹、手足癣治疗刺激或过敏造成的继发性刺激性皮炎或变应性接触性皮炎，应该先治疗湿疹皮炎，待皮损糜烂和渗出明显消退后，再使用抗真菌药，否则容易引发癣菌疹。头面部及胸背部的难治性特应性皮炎往往与糠秕马拉色菌有关，可以加用抗真菌药治疗。

（七）抗病毒药

抗病毒药包括阿昔洛韦（无环鸟苷）、碘苷及酞丁胺等，可用于疱疹性湿疹及湿疹皮炎合并单纯疱疹或带状疱疹病毒感染。

（八）角质松解剂

角质松解剂包括 5％水杨酸、5％～ 10％乳酸、10％硫磺、20％～ 40％尿素及维甲酸等，可用于过度角化性皮损或作为角质剥脱剂使用。

（九）收敛剂

收敛剂包括 0.5％硫酸铜、0.2％～0.5％醋酸铅、3％～5％醋酸铝等，可以减少渗出，用于有渗出的皮损。

（十）糖皮质激素

糖皮质激素可用于各种湿疹、皮炎。根据效力，糖皮质激素分为低效、中效、强效及超强效四类。低效者如氢化可的松霜，通常用于面部及皱褶部位；强效者如卤米松、倍他米松主要用于手足部；超强效者如丙酸氯倍他索主要用于手部、足跖等部位及角化性皮损。应注意糖皮质激素的效力不仅与激素的种类有关，还与其浓度、剂型及用药方式有关。如氢化可的松在低浓度时属于低效，而在高浓度或加上促渗剂时，则变为高效。外用糖皮质激素的剂型也要慎重选择，以加强疗效，减少副作用。如毛发区可用溶液剂或霜剂，皱褶部位可用霜剂，慢性干燥、肥厚、角化的损害可用软膏或硬膏。长期用药时须注意副作用如皮肤萎缩、毛细血管扩张、色素沉着、痤疮毛囊炎样皮损等，还应注意全身吸收可能造成系统性副作用。

1. 外用糖皮质激素强度选择原则　在初始治疗时应选用强度足够的制剂，即慢性、肥厚性皮损使用强效制剂，轻度皮炎使用弱效制剂，其他中度皮炎使用中效制剂。一定要根据皮损的性质选择相应强度的外用制剂，其次才是考虑性别、年龄、部位等因素。比如发生在面部的肥厚性皮损、苔藓样变应选择强效或者中强效激素。

2. 疗程　急性、亚急性湿疹一般在数天内明显控制炎症，慢性湿疹则需要 2 周左右。对于发生在面部、眼睑、阴部等薄嫩部位的慢性湿疹，使用强效或中强效激素的疗程也小于 1 周。

3. 维持治疗　在瘙痒及皮损均明显减退时，可以在使用原糖皮质激素的基础上加用非激素类药物再用 3～5 天，然后停用激素，使用非激素类药物维持治疗。或直接使用非激素类药物维持。急性、亚急性湿疹维持 2 周左右，慢性湿疹维持 3～6 个月。期间为防止复发，可以每周使用原激素 2 天。如有反复，则重复上述过程。使用强效激素显效后，也可换用中效至弱效的激素制剂，直至不用糖皮质激素。

推荐阅读　［1］中国中西医结合学会皮肤性病专业委员会环境与职业性皮肤病学组. 规范外用糖皮质激素类药物专家共识. 中华皮肤科杂志, 2015, 48（2）: 73-75.
［2］中国中西医结合学会皮肤性病专业委员会. 卤米松乳膏临床应用专家共识. 中国中西医结合皮肤性病学杂志, 2019, 18（3）, 272-274;
［3］中国中西医结合学会皮肤性病专业委员会环境与职业性皮肤病学组. 糠酸莫米松乳膏临床应用专家共识. 中国中西医结合皮肤性病学杂志, 2017, 16（1）: 88-89.
［4］中国中西医结合学会皮肤性病专业委员会. 硝酸益康唑 / 曲安奈德乳膏临床应用专家共识. 中国真菌学杂志, 2015, 10（4）: 234-235.

（十一）钙调磷酸酶抑制剂

钙调磷酸酶抑制剂（calcineurin inhibitor）又称为免疫调节剂（immunomodulator），可以抑制 T 淋巴细胞活化、抑制细胞因子如 IL-2、INF-γ、IL-3、IL-4、IL-5、GM-CSF 和 TNF-α 的合成、抑制皮肤肥大细胞和嗜碱性粒细胞脱颗粒，抑制朗格汉斯细胞功能而起到抗炎作用。例如，他克莫司和吡美莫司可以有效治疗 2 岁以上患者的特应性皮炎，也可以用于其他湿疹皮炎。面部等薄嫩部位的中重度皮炎可以首选他克莫司，轻中度皮炎可以首选吡美莫司。其他部位皮损一般与外用糖皮质激素序贯使用，即先用糖皮质激素或与糖皮质激素合用数日后皮损明显控制后，停用糖皮质激素，使用钙调磷酸酶抑制剂维持治疗。长期应用没有糖皮质激素皮肤萎缩的副作用，但初始使用有一定局部刺激反应，如灼热、刺痛或瘙痒加重，多为轻中度和一过性。有的患者可能因为不能耐受而停药，处方前一定要向患者说明。

（十二）磷酸二酯酶 –4 抑制剂

磷酸二酯酶（phosphodiesterase, PDE)-4 抑制剂通过抑制 PDE-4 而抑制炎症因子的释放。PDE-4 抑制剂可以增加细胞 cAMP 水平, cAMP 依赖的蛋白激酶 A 的活性随之升高，抑制 NFAT 和 NF-kB 信号通路的下游，同时可以抑制 TNF-α、INF-γ、IL-2 等多种细胞因子的释放。目前上市的药物有克立硼罗（crisaborole），适用于 2 岁及以上轻至中度特应性皮炎患者的局部外用治疗，每日两次，仅外用，不宜口服、眼内使用或阴道内给药。约 4% 患者应用过程中出现给药部位疼痛，程度虽然较轻，但也应该提前告知。禁用于已知对克立硼罗或该制剂任何成分过敏的患者。

（十三）酪氨酸激酶抑制剂

酪氨酸激酶（tyrosine kinase）抑制剂通过抑制 T 细胞酪氨酸蛋白激酶，干扰或阻断细胞因子和炎症介质的释放，促进皮肤屏障功能的修复等发挥治疗作用。目前有很多药物在研究中，有望将来用于临床。如芳香烃受体调节剂本维莫德（benvitimod）也可以抑制 T 细胞酪氨酸蛋白激酶，2019年已获批用于局部治疗的成人轻至中度稳定性寻常型银屑病。治疗特应性皮炎的适应证研究在持续进行中。

（十四）Janus 激酶抑制剂

Janus 激酶（Janus kinase，JAK）抑制剂可以阻断多种参与免疫应答和炎症因子的信号传递。局部外用 JAK 抑制剂（包括 Delgocitnib、Ruxolitinib）均显示了良好疗效。Delgocitnib 已获得日本厚生劳动省下属医药医疗器械综合机构的批准，用于局部治疗成人（≥ 16 岁）轻中度特应性皮炎。推荐剂量为每天局部涂抹给药两次，涂布量每次不可超过 5 g。Ruxolitinib 在 2 项 III 期关键临床研究（TRuE-AD1 和 TRuE-AD2 研究）中均显示出 Ruxolitinib（0.75％，1.5％）单药治疗 12 岁以上中重度特应性皮炎患者中的有效性结果。

（十五）外用中成药

在我国中成药广泛用于湿疹皮炎类皮肤病的治疗，我们 2019 年统计中国市场上具有湿疹皮炎适应证，且有一定循证医学证据的中成药有 37 种，但多数缺乏高级别证据。经过系统分析及证据等级分级，经过中医、西医及中西医结合医师反复讨论，最后推荐可以单一使用治疗湿疹或与外用糖皮质激素联合治疗湿疹的中成药有青鹏软膏、除湿止痒软膏和冰黄肤乐软膏。

推荐阅读 中成药治疗优势病种临床应用指南标准化项目. 中成药治疗湿疹临床应用指南. 中国中西医结合杂志，2021，41（02）：133-142.

（十六）其他药物

如非甾体抗炎药丁苯羟酸乳膏、氟芬那酸丁酯软膏治疗湿疹皮炎也有一定疗效。卡泊三醇软膏对于肥厚、角化性皮损也有一定疗效，其机制可能与抑制 Th1 型反应，促进 2 型炎症有关，因此不建议用于急性湿疹。临床上卡泊三醇可以与强效糖皮质激素联合治疗慢性湿疹。具体使用方法：初始治疗每种药物均每日 1～2 次，分开使用，两种药物间隔 20 min 以上，使用 2 周有效，则继续应用，直至皮损控制无效，则需换药。

推荐阅读 李明，李妍，李邻峰，等. 特应性皮炎外用制剂合理应用及患者指导专家共识. 中华皮肤科杂志，2022，55（4）：281-287.

二、系统药物治疗

传统的系统治疗药物包括抗组胺药与肥大细胞膜稳定剂、糖皮质激素、免疫抑制剂、中药及中药提取物、免疫调节剂、抗生素、抗病毒药、抗真菌药及免疫调节剂等。生物制剂及小分子抗炎药物是近年的重要进展。

（一）抗组胺药与肥大细胞膜稳定剂

抗组胺药在此专指组胺 H1 受体拮抗药（histamine H1 receptor antagonists）。肥大细胞膜稳定剂则通过稳定肥大细胞膜、减少组胺等炎症介质释放而起作用。

1. 药理作用 包括：

（1）抗组胺：拮抗组胺介导的红斑、瘙痒、风团等症状。

（2）止痒：抑制组胺引起的瘙痒，对 IL-31 以及神经生长因子相关的瘙痒也有一定作用。

（3）抗炎作用：可以抑制嗜酸性粒细胞的趋化、游走，抑制多种细胞因子、趋化因子的表达，拮抗前列腺素、白三烯和血小板活化因子作用，抑制瘙痒相关的重要细胞因子 IL-31 的合成，抑制角质形成细胞神经生长因子的合成，抑制抗原提呈细胞的游走，抑制毛细血管扩张和中性粒细胞及 T 淋巴细胞向病灶聚集等，可以抑制Ⅳ型变态反应的致敏期及激发早期。

（4）免疫调节：调节 Th1/Th2 平衡。

2. 适应证

（1）Ⅰ型变态反应性疾病；

（2）假性变态反应；

（3）湿疹皮炎等皮肤病伴明显红斑、瘙痒者。

3. 用法用量　需要长期用药者，首选二代非镇静性抗组胺药。瘙痒剧烈者，可以短期（1～2周）使用具有镇静及嗜睡作用的一代抗组胺药。具体用法用量详见相关章节。

（1）自发性荨麻疹可以单纯使用抗组胺药治疗，一种二代抗组胺药常规治疗1～2周效果不佳时，可以换用其他结构二代抗组胺药或联合使用2～3种二代抗组胺药，某些药物可以加倍（最多4倍剂量）使用。急性荨麻疹疗程1～2周，症状完全缓解停药。慢性荨麻疹3～6个月为一个疗程，可能需要多个疗程才能痊愈。临床症状消失后可以考虑减量，由每日1次改为隔日1次或隔2日1次，逐渐增加间隔天数，一般间隔4天以上时可以停药；

（2）湿疹皮炎类皮肤病及其他皮肤病的用法用量可以参考荨麻疹。由于瘙痒的机制复杂，单纯抗组胺药多数控制不住病情。

4. 注意事项

（1）具有嗜睡及镇静作用的一代抗组胺药，慎用于需保持警觉的人群，如司机以及老年人（易摔倒）。

（2）乙醇、镇痛药、催眠药等会加重抗组胺药中枢神经抑制作用，应避免合用。

（3）一代抗组胺药干扰快速眼动睡眠，影响患者的学习和认知行为能力，因此不宜长期使用。

（4）有抗胆碱作用的抗组胺药（主要是一代抗组胺药），会升高眼压，青光眼患者慎用（尤其是苯海拉明、赛庚啶及异丙嗪）。抗胆碱作用还会导致口干、便秘、勃起功能障碍及排尿困难，老年人及前列腺肥大者慎用。

（5）外用抗组胺药容易引起变应性接触性皮炎，尤其是具有乙二胺结构的药物，如赛庚啶，更容易导致过敏，应尽量避免外用。

（6）长期服用某些药物可以导致食欲增加而体重升高。

5. 特殊人群用药

（1）妊娠期及哺乳期妇女：首选二代抗组胺药，如氯雷他定、西替利嗪、左西替利嗪、阿伐斯汀、苯海拉明及氯苯那敏等B类药物，在权衡风险后使用。非索非那定、氮卓斯汀、奥洛他定和地氯雷他定则为C类，不能在孕期使用；

（2）儿童：首选二代抗组胺药，须选择儿童合适的剂型，如口服液、滴剂、干混悬剂等。多数二代抗组胺药只能用于 ≥ 2 岁儿童。西替利嗪滴剂、氯雷他定糖浆及地氯雷他定干混悬剂可以用于 1 ～ 2 岁幼儿。有安全性证据支持西替利嗪、左西替利嗪及地氯雷他定用在 6 个月以上婴幼儿。< 6 个月婴儿在万不得已、必须使用时，权衡利弊、家长知情同意后可以使用氯苯那敏 [0.35 mg/（kg·d），分 3 ～ 4 次] 或苯海拉明 [2 ～ 4 mg/（kg·d），分 3 ～ 4 次]，但缺乏循证医学证据支持。

（3）肝、肾功能受损者：首选二代抗组胺药。通过肝代谢的药物，包括一代抗组胺药和二代抗组胺药依巴斯汀、咪唑斯汀、氯雷他定、地氯雷他定等，肝功能受损者应降低剂量。肝功能异常者可以首选阿伐斯汀、西替利嗪、左西替利嗪、非索非那定等不经肝代谢药物，不必调整剂量。经肾代谢的抗组胺药主要包括依巴斯汀、西替利嗪、奥洛他定、非索非那定以及地氯雷他定等。依巴斯汀、非索非那定在轻度肾功能异常时不必调整剂量，可以优先选择。其他所有药物在肾功能不全者应用均应根据肾功能适当调整剂量。严重肾功能不全者禁用西替利嗪。

推荐阅读 ［1］中国中西医结合学会皮肤性病专业委员会环境与职业性皮肤病学组，北京中西医结合学会环境与健康专业委员会皮炎学组，中国中药协会皮肤病药物研究专业委员会湿疹学组.抗组胺药治疗皮炎湿疹类皮肤病临床应用专家共识.中华全科医学，2021，19（05）：709-712.
［2］李邻峰、温海、顾恒，等.抗组胺药在皮肤科应用专家共识（2017）.中华皮肤科杂志，2017，50（6）：397-399.

（二）糖皮质激素

糖皮质激素对治疗湿疹皮炎和皮肤过敏非常重要，曾经挽救了无数人的生命，但也存在着"激素恐惧"和"激素滥用"的问题，把握好糖皮质激素的适应证和注意事项非常重要。

1. 适应证

（1）病因明确，可以去除病因的湿疹皮炎及皮肤过敏，首选系统应用糖皮质激素。例如，变应性接触性皮炎、急性渗出性刺激性皮炎、光毒性皮炎与光变应性皮炎、系统性接触性反应，以及某些非湿疹性接触性反应，如多形性红斑样反应、食物过敏、药物过敏、昆虫过敏（如蜂螫）等，病因非常明确的湿疹皮炎及皮肤过敏可使用糖皮质激素治疗。糖皮质激素也适用于重症速发型接触性反应，如接触性荨麻疹综合征、接触性过敏性休克等。

（2）病因虽然不一定明确，但是可以预测是短期发作的疾病，如急性荨麻疹、不明原因的急性湿疹等，不会长期不愈。

（3）适用于各种病因不明的湿疹皮炎、荨麻疹、过敏性紫癜等病情可能危及生命的对症治疗。

（4）用于其他疗法难以控制的重症湿疹皮炎及荨麻疹等。

2. 用法用量

（1）原则是先用足够大的剂量迅速控制症状，然后减量。多数情况下，中等剂量即相当于泼尼松 $40 \sim 60$ mg/d 或相当于泼尼松 $0.5 \sim 1$ mg/(kg·d) 即可。

（2）根据情况选择疗程。一般将疗程在 1 个月以内者称为短程疗法，$1 \sim 3$ 个月者为中程疗法，3 个月以上者为长程疗法。过敏性疾病明确病因者多采用短程疗法。病因不明的湿疹、红皮病，则需中长程疗法。

（3）儿童：一般使用剂量为 1 mg/(kg·d)，$4 \sim 7$ 天减半，总疗程 $2 \sim 3$ 周。

3. 不良反应　系统应用糖皮质激素超过 4 周，就会出现下丘脑-垂体-肾上腺轴抑制作用，造成患者自身肾上腺皮质功能不足。撤药过快时，出现乏力、易怒、腹泻、胃肠不适等症状，出现撤药综合征或原已控制住的病情又会反复，即反跳。应该缓慢减量。减量方法详见具体疾病。

4. 禁忌证　系统应用糖皮质激素的禁忌证包括对使用药物过敏、肾上腺皮质功能亢进（如脑垂体肿瘤、肾上腺肿瘤、库欣综合征）、严重高血压、严重精神病、严重糖尿病、活动性消化性溃疡、消化道出血、不能控制的感染性疾病（如结核病、角膜溃疡及上皮型单纯疱疹性角膜炎）、血栓性静脉炎、心力衰竭、妊娠、青光眼、白内障、骨质疏松等。在临床实际应用过程中，要充分考虑疗效与治疗风险的比值。在某些特殊情况下，虽然患者存在禁忌，但由于治疗需要，不使用糖皮质激素类药难以挽救生命，还是应该与患者及家属交代说明，取得理解。在恰当的监控下，合理尽早应用。

5. 注意事项　用药前及用药期间注意监测血压，体重，胸部 X 线片，血电解质（钾、钠、氯、钙、磷），血糖，肝、肾功能，心电图，必要时做结核筛查。眼部检查有无青光眼、白内障等；长期服药者应补钾，如氯化钾或缓释钾；长期服药者还应注意补钙及维生素 D，如葡萄糖酸钙及维生素 D_3 制剂。注意监测血钙、尿钙水平及骨密度。注意适当运动，勿长期卧床；密切注意感染征象。由于糖皮质激素可以使外周血白细胞数目升高，且出现核左移，因此与细菌感染非常难以识别。加之激素有抑制炎症作用，因此使感染更难以识别。在激素治疗过程中，如必须施行手术，应增加激素用量。勿与非甾体抗炎药及水杨酸类药合用，必须应用时应合用抗酸药。但不应使用铝盐，因氢氧化铝可与磷结合，造成低磷性骨质疏松。

（三）中药及中药提取物

中药及中药提取物包括中成药润燥止痒胶囊、玉屏风颗粒、苦参以及提取物氧化苦参碱、复方甘草酸苷、雷公藤多苷、白芍总苷等，均有一定临床应用。适用于局部治疗效果不佳的湿疹皮炎及皮肤过敏患者，在尝试使用免疫抑制剂以前使用。需要注意的是多数药物缺乏循证医学证据证明其有效性和安全性，也没有获批的相应适应证。润燥止痒胶囊治疗湿疹有一定循证医学证据。

推荐阅读　《中成药治疗优势病种临床应用指南》标准化项目. 中成药治疗湿疹临床应用指南. 中国中西医结合杂志，2021，41（2）：133-142.

（四）免疫抑制剂

免疫抑制剂包括环孢素（cyclosporine）、甲氨蝶呤（methotrexate）、硫唑嘌呤（azathioprine）和吗替麦考酚酯（霉酚酸酯）（mycophenolic acid）等药物，多数没有湿疹皮炎适应证，不良反应多，一般属于三线用药，仅在常规治疗无效、严格选择的患者使用。

1. 适应证　适用于局部治疗不能控制的湿疹皮炎的治疗或荨麻疹的三线治疗。对于中重度特应性皮炎物理治疗无效，或不能使用物理治疗者，可以尝试使用免疫抑制剂。但是由于缺乏循证医学证据，免疫抑制剂治疗的有效性和安全性尚未得到证明。这些药物也没有获批治疗湿疹皮炎和皮肤过敏的适应证。在使用以前需要向患者说明。

2. 注意事项

（1）使用前要询问有无肿瘤病史及系统性疾病史，是否妊娠、哺乳，有无感染。要进行血常规及血液生化检查。

（2）使用中注意有无消化道反应，定期复查血常规及血生化检查。

推荐阅读 ［1］中国中西医结合学会皮肤性病专业委员会环境与职业性皮肤病学组. 中西医结合系统药物治疗湿疹皮炎类皮肤病专家共识（2015版）. 中华皮肤科杂志，2015，48（3）：151-153.

［2］《中成药治疗优势病种临床应用指南》标准化项目. 中成药治疗湿疹临床应用指南. 中国中西医结合杂志，2021，41（02）：133-142.

［3］Sawangjit R，Dilokthornsakul P，Lloyd-Lavery A，et al. Systemic treatments for eczema：a network meta-analysis. Cochrane Database Syst Rev，2020，14，9（9）：CD013206.

（五）生物制剂和小分子药物

生物制剂和小分子药物包括已在全球多个国家上市或者正在申请上市的多种新药。针对 IL-4 和 IL-13 的生物制剂度普利尤单抗（dupilumab）和针对 IL-13 的生物制剂 Tralokinumab 治疗特应性皮炎均显示了较好的疗效和安全性，适用于中重度特应性皮炎的治疗。小分子药物 JAK 抑制剂如托法替尼（tofacitinib）、乌帕替尼（upadacitinib）、巴瑞替尼（baricitinib）、阿布昔替尼（abrocitinib）对于中重度特应性皮炎及中重度慢性手部湿疹的治疗也显示了良好的应用前景。即将上市的药物还有针对 IL-5、IL-31、OX40 及抗 IL-33 治疗性抗体 Etokimab，针对 IL-22 的非扎奴单抗（fezakinumab），IL-13 单克隆抗体药物 lebrikizumab 等生物制剂。这些药物的有效性和安全性（包括短期疗效和长期疗效）优于传统免疫制剂，将来有望得到更加广泛的应用。更重要的是这些生物制剂有非常明确的靶点。使用生物制剂的治疗又称为靶向治疗或精准治疗。根据治疗效果可以反推所治疗的特应性皮炎是否与该靶点有关。由于基于目前诊断标准的特应性皮炎是一个异质性疾病，靶向治疗有助于明确揭示特应性皮炎的机制及进一步划分亚类。

推荐阅读 Wu J，Guttman-Yassky E. Efficacy of biologics in atopic dermatitis. Expert Opin Biol Ther，2020，20（5）：525-538.

（六）免疫调节剂

免疫调节剂包括转移因子、胸腺素、左旋咪唑、免疫核糖核酸等，虽然开放性研究显示有一定疗效，但其有效性和安全性尚缺乏足够的循证医学证据。

三、物理治疗

（一）紫外线疗法

紫外线光疗（phototherapy）历史悠久，临床上广泛用于湿疹皮炎等皮肤病的治疗。循证医学证据支持其疗效和安全性。

1. 分类 分为窄谱中波紫外线（narrowband ultraviolet B，NB-UVB；紫外线波长 311 ～ 313 nm）及长波紫外线 -1（ultraviolet A-1，UVA-1；紫外线波长 340 ～ 400 nm）。

2. 机制 可以减少皮肤朗格汉斯细胞数目，降低抗原提呈细胞功能，促进表皮抗菌肽的产生，减少金黄色葡萄球菌、真菌等微生物的定植，促进 T 淋巴细胞凋亡。

3. 适应证 用于成年人及 12 岁以上儿童中重度湿疹皮炎的二线治疗。NB-UVB 适用于慢性湿疹的治疗，不建议用于急性湿疹。UVA-1 可以用于急性及慢性湿疹的治疗。

4. 禁忌证

（1）紫外线敏感者禁用；

（2）12 岁以下儿童不建议使用大面积光疗；

（3）勿同时应用免疫抑制剂；

（4）勿与钙调磷酸酶抑制剂合用。

5. 用法 一般每周 2 ～ 3 次，需 2 ～ 3 个月达到最好疗效，治疗 8 周效果不佳或加重者应该停止使用。联合外用糖皮质激素及保湿剂控制效果更好。

6. 不良反应　常见不良反应有皮肤干燥，联合保湿剂可以缓解。剂量过大会造成红斑、疼痛，甚至水疱、大疱等光毒性反应。长期应用会导致皮肤老化及皮肤肿瘤。肤色浅的人长期应用发生皮肤老化及皮肤肿瘤的风险高，但尚缺乏系统研究。

推荐阅读　Reynolds NJ，Franklin V，Gray JC，et al. Narrow-band ultraviolet B and broad-band ultraviolet A phototherapy in adult atopic eczema：a randomised controlled trial. Lancet，2001，357：2012-2016.

（二）308 nm 准分子激光

308 nm 准分子激光治疗痒疹型特应性皮炎的对比研究发现，13 例患者采用自身对照，一侧激光，一侧外用强效糖皮质激素 0.05％丙酸氯倍他索乳膏。激光治疗每周 2 次，共 10 周，随访 6 个月。评价指标包括临床症状、医师总体评价、患者总体评价及组织病理。结果双侧治疗均有效。随访过程中发现激光治疗侧改善更好。组织病理显示表皮厚度及淋巴细胞浸润明显减少。没有明显不良反应。结果支持 308 nm 准分子激光治疗可以替代强效糖皮质激素，适合糖皮质激素恐惧或治疗抵抗的患者使用。但疗效和安全性尚缺乏大样本多中心临床验证。

推荐阅读　Brenninkmeijer EE，Spuls PI，Lindeboom R，et al. Excimer laser vs. clobetasol propionate 0.05％ ointment in prurigo form of atopic dermatitis：a randomized controlled trial，a pilot. Br J Dermatol，2010，163（4）：823-831.

（三）脉冲染料激光

有报告，脉冲染料激光（pulsed dye laser，PDL）治疗结节性痒疹有很好的疗效，随后有人发现 PDL 治疗血管瘤同时改善了患者局部特应性皮炎的症状，因此直接评价了 PDL 治疗特应性皮炎的疗效。12 例局限性慢性特应性皮炎患者使用 PDL（595 nm）治疗，与自身没有治疗的皮损对照，治疗 1 次，治疗后 2 周及 6 周做临床评价，包括局部湿疹严重程度评分及瘙痒视觉模拟评分法（visual analogue scale，VAS）评价。结果治疗后 2 周和 6 周 PDL 治疗侧湿疹严重程度明显降低，6 周时 PDL 治疗侧 VAS 明显改善，提示 PDL 治疗局限性慢性湿疹有效，但机制不清楚，是否与治疗血管扩张有关还是 PDL 可以调节免疫均不明确。

推荐阅读 ［1］Woo PN, Finch TM, Hindson C, et al. Nodular prurigo successfully treated with the pulsed dye laser.Br J Dermatol, 2000, 143（1）: 215-216.

［2］Syed S, Weibel L, Kennedy H, et al. A pilot study showing pulsed-dye laser treatment improves localized areas ofchronic atopic dermatitis. Clin Exp Dermatol, 2008, 33（3）: 243-248.

（四）点阵激光

点阵激光-透皮给药系统是通过使用点阵激光在病变部位皮肤打很多微小孔道，然后使用外用抗炎药物。这些微小孔道可以促进药物进入皮肤。随后使用透皮给药系统进一步增进药物的吸收，以提高疗效。适用于慢性角化、肥厚性湿疹、痒疹等难治性皮损的治疗。

四、湿包治疗

湿包治疗（wet wrap therapy, WWT）也称湿包裹治疗，通常是指在皮损外用药物及润肤剂的基础上，使用温热的湿敷料进行包裹的一种特殊的治疗方式。湿包治疗可形成机械屏障，有效地减少搔抓，保护皮肤免受机械损伤，从而减少瘙痒和炎症的产生，阻断"瘙痒-搔抓循环"。此外，湿包治疗对皮肤有降温作用，皮肤降温后血管收缩可缓解瘙痒。同时，湿包治疗可减少水分蒸发，减少经表皮水分丢失，从而增加皮肤角质层水含量。

1.适应证 适用于特应性皮炎及各类湿疹对其他常规疗法治疗抵抗的皮损的治疗。亦可应用于其他顽固性瘙痒性皮肤病，如神经性皮炎、结节性痒疹、红皮病、皮肤瘙痒症、银屑病、毛发红糠疹等，以及药疹、皮肤 T 细胞淋巴瘤（包括但不限于蕈样肉芽肿）、亚急性皮肤红斑狼疮（subacute cutaneous lupus erythematosus, SCLE）、皮肌炎、自身免疫性大疱病、家族性良性慢性天疱疮、光敏性皮炎、日晒伤、多形红斑、疱疹性湿疹等疾病。

2.治疗方法

（1）操作前保证环境温暖、私密，准备好外用药物及包裹用品；

（2）向患者及家属解释过程；

（3）如果全身湿包裹面积大，需要 2 个人合作以加快操作速度，减少患者的寒冷感；

（4）患者温水沐浴后，使用干毛巾快速将皮肤蘸干；

（5）皮肤蘸干后尽快将适当的外用药涂抹患处、润肤剂涂抹全身；

（6）盆中放满热水，把包裹所用敷料浸泡在热水中，拧干多余的水分，使敷料潮湿但不滴水；

（7）将湿敷料盖在患处皮肤上，随后立即在外层包裹干燥敷料，如弹力绷带、袜子或睡衣等；

（8）为避免寒冷，可采取特殊措施，如将热毛毯盖在患者身上取暖；

（9）每 2 ~ 3 h 后取下外层敷料，将内层敷料重新于热水中浸湿；

（10）湿包裹结束后移除全部敷料，重新全身涂抹润肤剂、患处涂抹外用药。

3. 疗程　一般每天 1 ~ 2 次，每次 2 ~ 4 h，连续治疗 3 ~ 7 天，多数在 1 天左右见效。具体次数及疗程尚缺乏系统研究。

4. 外用药物的选择

（1）糖皮质激素：原则是根据皮损的严重程度、部位，结合年龄、季节选择合适强度的激素药物。在外用药物的基础上使用润肤剂进行一定浓度的稀释。中重度皮损躯干四肢最常使用 0.1％醋酸曲安奈德、2.5％氢化可的松，面部和皱褶部位最常使用 0.05％地奈德、1％氢化可的松。最常用的稀释浓度为 10％，即激素与润肤剂比例为 1∶9；而面部治疗建议稀释为 5％浓度，即激素与润肤剂比例为 1∶19。

（2）润肤剂：润肤剂的剂型通常选择霜剂或油膏剂型，如凡士林软膏或相应剂型的功效性护肤品。

（3）抗生素：由于湿疹皮炎在急性期常存在金黄色葡萄球菌的定植，因此在急性期和有明显临床感染的患者需要添加抗菌药物，否则容易发生毛囊炎等皮肤感染。

（4）外用钙调磷酸酶抑制剂（calcineur inhibitor toxicity，TCI）：局部尤其是面部也可采用局部免疫抑制剂 TCI 治疗，如 1％吡美莫司或 0.03％他克莫司。

5. 敷料的选择

（1）各种类型的棉质管状绷带均可使用，在国际上应用最为广泛的是Tubifast® 弹力管状棉质绷带，具有良好的弹性和锁水性，且舒适度较高，可反复清洗。除管状绷带外，长袖衫、紧身裤、袜子、手套等也有适合不同年龄儿童的尺寸和型号。目前国内亦有多种相关品牌供选择，如敏友®、德姆乐诗® 等。但该种绷带缺点之一是费用较高。此外，由于费用高常反复使用，若消毒不当也增加了皮肤感染的风险。

（2）若条件有限或在家庭治疗时，也可采用纱布绷带以及质地舒适、较薄的内衣裤或睡衣进行治疗。

6. 不良反应

（1）湿包治疗引起的局部不良反应很少且轻微，常见的包括：包裹时造成的行动不便、潮湿不适、寒冷颤抖，以及继发感染如毛囊炎。此外脓疱疮、疖肿、单纯疱疹、传染性软疣等病例也有散发报道。为避免包裹引起的行动不便，可以选择适当缩短包裹时间来应对。对于湿包引起的潮湿不适或寒冷感，可以适当缩短治疗时间以及通过控制水温、包裹期间多次温水湿润敷料和覆盖棉被来避免。为减少毛囊炎的发生，外用药物时采取顺毛发生长的方向涂抹以降低感染发生的风险。

（2）湿包的系统不良反应主要发生在施行长疗程、高效能糖皮质激素的患者中，以及在皮肤薄嫩或屏障功能受损区域使用糖皮质激素药物时，主要包括对下丘脑-垂体-肾上腺轴（HPA）的抑制，以及对儿童骨骼生长的影响。为预防湿包引起的系统不良反应，需要考虑到影响糖皮质激素全身吸收的相关因素，主要取决于局部糖皮质激素的用量，根据不同年龄及发病部位选择适当效能的糖皮质激素，以及恰当的湿包时间和治疗频率等。可通过使用润肤剂将外用糖皮质激素稀释以减少局部及系统不良反应。同时，使用期间注意监测身高和体重，如有必要可进行血清皮质醇监测。

推荐阅读 徐薇，王珊，李邻峰，等.湿包疗法治疗特应性皮炎临床应用专家共识.中华皮肤科杂志，2022，55（4）：289-294.

第3节　常用外用药物

一、糖皮质激素

（一）糠酸莫米松

0.1％糠酸莫米松（mometasone furoate）乳膏，主要成分为糠酸莫米松，其作用相当于中强效外用糖皮质激素，适用于湿疹、神经性皮炎、特应性皮炎及皮肤瘙痒症的治疗。副作用轻微。局部不易引起皮肤萎缩，属于软性激素，使用后全身吸收极少，因此下丘脑-垂体-肾上腺轴抑制少。使用范围广，更适用于儿童、老年人以及高血压、糖尿病等患者。每天仅使用一次，使用方便。面部、阴囊等皮肤薄嫩部位皮损一般用药1周左右可以明显减轻症状，应及时复诊，适当减少用药次数，或使用非激素类药物维持。其基质具有保湿作用。

（二）卤米松

0.05％卤米松（halometasone）乳膏为强效外用糖皮质激素，活性物质是一种三卤酸合成类外用糖皮质激素，称卤米松一水合物（halometasone monohydrate），具有强力的抗炎、抗表皮增生、抗渗出和止痒等作用，适用于各类湿疹皮炎的治疗。中重度肥厚性皮肤病变，尤其是角化、皲裂性湿疹、痒疹、慢性肥厚性特应性皮炎应该首选此类强效激素。国内有研究表明，其治疗湿疹效果优于倍氯米松和氯倍他索等。一般连续用药不要超过2～4周。用药2～4周后如果皮损得到控制，此时可以：① 减少用药次数，如隔日用药或隔2日用药；② 换用强度低的糖皮质激素；③ 使用非糖皮质激素外用制剂维持治疗。如果病情未控制，则换用另一种强效糖皮质激素继续用药2周。

说明书指出，本药可以用于儿童，注意幼儿及儿童连续性治疗不应超过2周；2岁以下的儿童，治疗不应超过7天。敷药的皮肤面积不应超过体表面积的10％。儿童不应使用密封包扎。成年人则可以封包及湿包治疗。面部、阴囊、皮肤皱褶等皮肤薄嫩部位皮损一般使用1周左右可以明显减轻，应及时复诊，适当减少用药次数，或使用非激素类药物维持。孕妇、哺乳期患者慎用。

推荐阅读 Wei Xu，Yan Li，Zeyu Chen，et al. Wet-wrap therapy with halometasone cream for severe adult atopic dermatitis. Postgraduate Medicine，2018，130（5）：470-476.

（三）丙酸氯倍他索

0.02％丙酸氯倍他索（clobetasol）乳膏是超强效外用糖皮质激素，适用于慢性肥厚性湿疹皮炎及手足部皮炎。一般连续用药不超过 2 周。妊娠期妇女及儿童慎用。皮肤薄嫩部位如面颈部、腹股沟、外阴、腋部皮肤慎用。

（四）哈西奈德

哈西奈德（halcinonide）又名氯氟轻松，0.025％及 0.1％溶液或乳膏为强效含氟和氯的外用糖皮质激素，适应证与卤米松类似，适用于慢性皮肤病变，皮肤薄嫩部位慎用。注意事项同氯倍他索乳膏。

（五）氟轻松

0.025％氟轻松（fluocinolone acetonide）乳膏为强效外用肾上腺糖皮质激素，适用于慢性皮肤病变，皮肤薄嫩部位慎用。注意事项同氯倍他索乳膏。

（六）曲安奈德

0.1％曲安奈德（triamcinolone acetonide）乳膏为常用中效糖皮质激素，适用于轻中度湿疹皮炎的治疗。可以连续用药 4 周左右。

（七）氢化可的松

1％氢化可的松（hydrocortisone）乳膏为弱效外用糖皮质激素，多用于儿童及成人皮肤薄嫩部位。由于效力偏弱，不应首选治疗慢性湿疹皮炎。

（八）地奈德

0.05％地奈德（desonide）乳膏是弱效糖皮质激素，不含任何卤素，安全性高，不良反应发生率与 1％氢化可的松乳膏相当。适用于 3 个月及以上儿童和面部等特殊人群和部位使用。分子结构中引入亲酯基团缩丙酮，提高药物透皮吸收，保障了药物的疗效。有文献证实，地奈德治疗特应性皮炎疗效和0.1％糠酸莫米松乳膏相当。适用于对糖皮质激素治疗有效的各种皮肤病，如接触性皮炎、神经性皮炎、脂溢性皮炎、湿疹、银屑病、扁平苔藓、单纯性苔藓、汗疱疹等皮肤炎症和瘙痒的治疗。用法用量：均匀涂搽于患处，每日2～4次。可采用封包治疗。对地奈德或本品中的其他成分过敏的患者禁用。不良反应：局部使用偶可引起灼热、瘙痒、皮肤干燥、毛囊炎、多毛症、痤疮样皮疹、色素脱失、口周炎、继发感染以及皮肤萎缩等。

（九）丁酸氯倍他松

0.05％丁酸氯倍他松（clobetasone butyrate）乳膏为中效外用糖皮质激素，局部活性高，全身活性低。动物试验研究使用丁酸氯倍他松和氯倍他索对比观察显示，丁酸氯倍他松只在用药部位发挥作用，而氯倍他索在用药和未用药部位均有相应药理作用发生。丁酸氯倍他松乳膏局部安全性较高，动物和人体试验均显示，该药对皮肤厚度影响小，几乎和基质相当。系统安全性高，说明书明确指出"本品对下丘脑-垂体-肾上腺轴功能几乎没有影响，甚至全身大面积大量用于成人患者也未见对下丘脑-垂体-肾上腺轴功能产生影响。"有文献证实，丁酸氯倍他松乳膏治疗4个月～15岁儿童特应性皮炎，使用14天后不影响血浆皮质醇含量。适应证：用于短期治疗，控制湿疹和皮炎，包括特应性湿疹、原发刺激性皮炎等。适用于成人及12岁以上儿童。将本品适量轻涂于患处，一天2次，最长使用达7天。7天内症状消除，即可停止治疗。若7天内症状未缓解或症状加剧，建议患者咨询医生。若7天后症状缓解但仍需治疗时，建议患者咨询医生。对本品任一成分过敏者禁用。破损皮肤或病毒性皮肤病（如单纯疱疹、水痘）、真菌性皮肤病（如念珠菌病、癣）及细菌性皮肤病（如脓疱病）者禁用。痤疮患者禁用。用药部位可能会出现局部红斑、皮疹、瘙痒、荨麻疹、局部皮肤灼烧感等。一旦出现罕见的过敏症状，应立即停药。

（十）二丙酸倍他米松

0.1％二丙酸倍他米松（betamethasone dipropionate）乳膏为强效激素。该药分子结构中引入两个丙酸酯，亲脂性高，疗效确切，能有效治疗慢性湿疹、神经性皮炎等顽固湿疹。适用于缓解13岁及以上儿童和成人糖皮质激素治疗敏感的皮肤病。均匀涂本品一薄层于患处，每日1～2次，每周总量不超过45 g。勿采用封包治疗。禁忌证：尚不明确。常见的局部不良反应为皮肤萎缩、毛细血管扩张和刺痛（发生率0.4％）。其他局部不良反应发生率极低，由高到低排列为：灼热、瘙痒、刺激感、干燥、毛囊炎、多毛症、痤疮样药疹、皮肤色素减退、口周皮炎、过敏性接触性皮炎、皮肤溃烂、继发感染、皮肤萎缩和粟粒疹。一些患者外用糖皮质激素透皮吸收后可产生可逆性下丘脑-垂体-肾上腺轴抑制，表现为库欣综合征、高血糖和糖尿病。

（十一）丙酸氟替卡松

0.05％丙酸氟替卡松（fluticasone propionate）乳膏属于中强效外用糖皮质激素，是一种软性激素。用于缓解成年人、1岁及1岁以上儿童对糖皮质激素有应答的皮肤病的炎症和瘙痒症状，如湿疹、特应性皮炎、钱币状湿疹、结节性痒疹、银屑病、单纯性苔藓、扁平苔藓、脂溢性皮炎、接触性皮炎、盘状红斑狼疮、虫咬皮炎等。患处涂药每日一次，至皮损症状消失。若治疗7～14天未改善症状，则应停药。若症状得到控制，则需减少用药频率。连续使用本品不长于4周。1岁以下婴儿及孕妇禁用。对本品过敏者禁用。

（十二）复方制剂

复方制剂较多，常用者如曲安奈德益康唑乳膏含0.1％曲安奈德和与1％硝酸益康唑（econazole nitrate），具有中效糖皮质激素作用，而益康唑同时有抗真菌及细菌的作用。适用于各类湿疹皮炎，尤其怀疑可能细菌感染者。

卤米松／三氯生乳膏（1 g乳膏含活性物质卤米松一水合物0.5 mg，三氯生10 mg），说明书中适应证为存在三氯生敏感细菌继发感染，而糖皮质激素治疗有效的各种类型和各个部位的炎性皮肤病，如脂溢性皮炎、接触性皮炎、特应性皮炎、局限性神经性皮炎、钱币状湿疹、皮肤擦烂及皮肤霉菌病，都是以急性炎症为主要特征者。注意本品为强效外用糖皮质激素。

二、抗生素药物

（一）莫匹罗星

2%莫匹罗星软膏（mupirocin ointment）为外用抗细菌药物，对与皮肤感染有关的各种革兰氏阳性菌有很强的抗菌活性，对耐药金黄色葡萄球菌也有效，对某些革兰氏阴性菌有一定的抗菌作用，而对皮肤正常菌群不敏感。与其他抗生素无交叉耐药性。由于没有内用剂型，无系统吸收现象，是比较理想的外用抗生素。外用，局部涂于患处，开放或封包均可。每日3次，5天为一疗程。对本品及聚乙二醇基质过敏者禁用。不宜用于眼内及鼻腔内。中、重度肾损伤者慎用。误入眼内时用水冲洗即可。与糖皮质激素配合应用对于并发金黄色葡萄球菌异常增殖的湿疹有明显疗效。

（二）夫西地酸

2%夫西地酸（fusidic acid）乳膏适用于各种细菌性皮肤感染，主要用于革兰氏阳性菌引起的皮肤感染。局部外用，必要时可用多孔绷带包扎。每日2～3次，7天为一疗程，必要时可重复一个疗程。一般无副反应，偶尔会有轻微的刺激感，对腿部深度溃疡的治疗会伴有疼痛，但通常无需停药。罕见过敏反应。凡对本品任何成分过敏者禁用。对眼结膜有刺激作用，尽量避免在眼睛周围使用，若发生严重刺激作用或出现过敏反应时，应停止用药并改用其他适当的药物治疗。孕妇及哺乳期妇女慎用。目前尚无儿童和老年用药的禁忌报道。

（三）复方多黏菌素B

复方多黏菌素B软膏是一种混悬型油性软膏，每克软膏中含有硫酸多黏菌素B 5000国际单位，硫酸新霉素3500国际单位，杆菌肽500国际单位和盐酸利多卡因40 mg，并辅以凡士林基质。其中硫酸多黏菌素

B 为多肽类抗生素，通过干扰细菌膜通透性与核糖体功能而导致细菌死亡；硫酸新霉素为氨基糖苷类抗生素，可阻碍细菌核糖体 30 s 亚基连结的蛋白质合成；杆菌肽为多肽类抗生素，通过抑制细菌细胞壁黏肽合成而导致细菌死亡。三种抗生素成分联合应用，具有抗菌协同作用。盐酸利多卡因为酰胺类局部麻醉药，其作用机制为阻止神经脉冲的发生、传导与传播。美国 1953 年首创该制剂组方，通常称为 Triple Antibiotic Ointment（三抗生素软膏），广泛用于预防和治疗常见的皮肤感染，为历版《美国药典》所收载的非处方（over the counter，OTC）药品。对于皮肤细菌感染常见的金黄色葡萄球菌、化脓性链球菌、大肠杆菌、变形杆菌、克雷伯菌、铜绿假单胞菌等革兰氏阳性菌和革兰氏阴性菌感染均有良好的治疗效果。

复方多黏菌素 B 软膏联合糖皮质激素治疗湿疹皮炎能够发挥抗菌止痒、保湿润肤的作用，显著提高湿疹皮炎治疗有效率，缩短病程，减少复发。复方多黏菌素 B 软膏联合糖皮质激素治疗湿疹有效性和安全性的 meta 分析结果显示（1372 例），复方多黏菌素 B 软膏联合治疗湿疹的有效率显著高于对照组（$P < 0.001$）。

推荐阅读 徐珽，田方圆、石宇.复方多黏菌素 B 软膏联合糖皮质激素治疗湿疹有效性和安全性的 meta 分析.临床药物治疗杂志，2018，16（10）：58-63.

三、钙调磷酸酶抑制剂

（一）他克莫司

0.03％和 0.1％他克莫司软膏（tacrolimus ointment）外用可抑制 T 淋巴细胞、嗜酸性粒细胞等炎细胞浸润，抑制 T 淋巴细胞活化及淋巴因子分泌。在开始治疗 3 天内，瘙痒即可明显减轻。治疗前后皮肤活检显示浸润的 T 细胞、嗜酸性粒细胞、朗格汉斯细胞表达显著降低。适合特应性皮炎等湿疹皮炎治疗，尤其面部等皮肤薄嫩部位使用，没有糖皮质激素局部不良反应。0.03％和 0.1％浓度者可用于成人，但只有 0.03％浓度者用于 2 岁及以上的儿童。不应采用封包敷料外用。孕妇、哺乳期妇女慎用。由于使用前 3 天可能有明显的皮肤烧灼感，应提前向患者说明。

（二）吡美莫司

1％吡美莫司（pimecrolimus）乳膏与他克莫司的作用机制相似，同样抑制 T 淋巴细胞、嗜碱性粒细胞和肥大细胞释放细胞因子和前炎症介质，阻滞了特应性皮炎发病的重要环节，从而对特应性皮炎有治疗作用。适用于 2 岁及以上的儿童和成人轻中度特应性皮炎 / 湿疹患者的治疗。亦适合特应性皮炎的主动维持治疗。

四、中成药

（一）青鹏软膏

青鹏软膏是传统藏药，含有棘豆、亚大黄、铁棒锤、诃子（去核）、毛诃子、余甘子、安息香、宽筋藤、人工麝香等。青鹏膏提取物可使 IL-1β 和 TNF-α mRNA 表达水平下降，具有显著的抗炎作用。其中铁棒锤总碱所含的 3- 乙酸乌头碱对炎症早期的毛细血管渗透性增高、渗出和水肿以及白细胞增多均有抑制作用。麝香抗炎的主要有效成分为多肽蛋白类，可抑制炎症初期白细胞游走，降低毛细血管渗透性，防止炎症渗出和水肿等，效果与非甾体抗炎药相似。毛诃子的水提物具有强大的抗过敏作用。余甘子叶提取物在体外对金黄色葡萄球菌、大肠杆菌、白色念珠菌均有不同程度的抑制作用，这在一定程度上可阻断某些微生物所致的过敏反应。诃子（去核）、毛诃子及余甘子的主要成分为鞣质类，含没食子酰基的鞣质能阻断或减少炎症介质的释放，控制或延缓炎症的程度。在多种药物成分的共同作用下，青鹏软膏可起到较好的消炎、抗过敏、抑菌效果，改善炎症疾病。每日 2 次外用治疗成人和儿童亚急性和慢性湿疹有效，可降低疾病严重程度，缓解瘙痒；皮损消退后维持治疗 2 周可减少湿疹皮损复发。

（二）除湿止痒软膏

除湿止痒软膏是纯中药制剂，主要成分为蛇床子、黄连、黄柏、白鲜皮、苦参、虎杖、紫花地丁、地肤子、萹蓄、茵陈、苍术、花椒、冰片。其中，黄连、黄柏、苦寒泻火，苦参、扁蓄、茵陈清热除湿，地肤子、蛇床子祛风止痒,紫花地丁、虎杖解毒、活血、消散痈肿,花椒、冰片消肿、止痒、止痛。功能主治:清热除湿,祛风止痒。用于急性、亚急性湿疹证属湿热或湿阻型的辅助治疗。基础研究表明除湿止痒软膏具有抗炎作用,其抗炎效力与丁酸氢化可的松相当,能显著抑制磷酸组胺所致豚鼠皮肤的局部瘙痒的止痒作用。循证医学证据支持可用于治疗成人慢性湿疹和儿童非渗出性湿疹。用法用量:外用,一日 3~4 次,涂抹患处。不良反应:可出现瘙痒、皮损加重、刺痛等局部刺激症状。无糖皮质激素的不良反应。

(三)冰黄肤乐软膏

冰黄肤乐软膏是一种纯中药外用制剂。其成分为大黄、姜黄、硫磺、黄芩、甘草、冰片、薄荷脑。其中大黄活血祛淤、泻火凉血;硫磺外用能止痒燥湿;黄芩能清热燥湿、泻火解毒;冰片有清热止痒的功效。主要用于治疗湿疹、神经性皮炎以及各种瘙痒性皮肤病。

第 4 节　常用系统药物

一、组胺 H1 受体拮抗剂

(一)氯雷他定

氯雷他定(loratadine)系高效、长效三环类二代组胺 H1 受体拮抗剂,无镇静作用,无毒蕈碱样抗胆碱作用。起效快,口服后 1 h 血药浓度达峰值。成人及 12 岁以上儿童口服一日 1 次,一次 1 片(10 mg)。2~12 岁儿童,体重 > 30 kg 者口服一日 1 次,一次 10 mg;体重 ≤ 30 kg 者一日 1 次,一次 5 mg。糖浆用于 1~2 岁儿童:每天一次,每次 2.5 ml(2.5 mg)(即半茶匙)。妊娠期及哺乳期妇女慎用。对肝功能受损者,由于清除率减少,应降低剂量,可按隔日 10 mg 服药。同时服用酮康唑、大环内酯类抗生素、西咪替丁、茶碱等药物,会提高氯雷他定在血浆中的浓度,应慎用。其他已知能抑制肝代谢的药物,在未明确与氯雷他定相互作用前应谨慎合用。

（二）地氯雷他定

地氯雷他定（desloratadine）是氯雷他定的活性代谢物，作用强，成人及 12 岁以上的青少年口服每日一次，每次 5 mg。酒精、细胞色素 P450 抑制剂如酮康唑或大环内酯类药物、进食与饮用葡萄柚果汁对其无明显影响。肝损伤、膀胱颈阻塞、尿道张力过强、前列腺肥大、青光眼患者应遵医嘱用药。

（三）依巴斯汀

依巴斯汀（ebastine）属于哌啶类二代组胺 H1 受体拮抗剂，作用强且持久。成人及 12 岁以上儿童：一日 1 片（10 mg）或 2 片一次口服。6 ～ 11 岁儿童：一日一次半片（5 mg）口服。2 ～ 5 岁儿童：一日一次 1/4 片（2.5 mg）口服。对 2 岁以下儿童，本品的安全性有待进一步验证。老年及肝、肾功能不全患者无需做剂量调整。对于严重肝衰竭患者，每日用量严禁超过 10 mg。对已知具有心脏病风险因素（例如长 QT 间期综合征、低钾血症）的患者以及正在服用具有延长 QT 间期或 CYP3A4 酶抑制剂（例如吡咯类抗真菌药物和大环内酯类抗生素药物）的患者用药时须注意。在建议治疗剂量下，对人精神、运动系统无影响。

（四）富马酸依美斯汀

富马酸依美斯汀（emedastine difumarate）是二代组胺 H1 受体拮抗剂，具有独特的分子结构，能抑制组胺释放，选择性和竞争性拮抗组胺 H1 受体活性，抗胆碱和抗 5-HT 等中枢不良反应较弱。该药物还可抑制多种炎症介质，如 IL-1、IL-6、IL-8、白三烯（leukotriene，LT）C4、细胞间黏附分子（intercellular adhesion molecule，ICAM）-1 和粒细胞–巨噬细胞集落刺激因子（granulocyte-macrophage colony stimulating factor，GM-CSF）的合成或释放，抑制组胺、P 物质、LTB4 诱发的瘙痒，抑制 PAF、趋化因子诱导的嗜酸性粒细胞趋化性。富马酸依美斯汀缓释胶囊口服后 1 h 快速起效，疗效持久、稳定，同时具有较高的安全性，不良反应少，临床上可用于荨麻疹、湿疹、皮炎、过敏性鼻炎等多种疾病。成人 2 mg，每日 2 次。

（五）西替利嗪

西替利嗪（cetirizine）为羟嗪代谢产物，二代抗组胺药。成年人每日 10 mg，一次口服。若患者对不良反应敏感，可每日早晚 2 次服用，每次 5 mg。2～6 岁儿童：早上和晚上各服用 0.25 ml 滴剂（2.5 mg，约 5 滴）或每天 1 次 0.5 ml（5 mg，约 10 滴）。1～2 岁儿童：早上和晚上各服用 0.25 ml 滴剂（2.5 mg，约 5 滴）。1 岁以下儿童慎用。肾功能不全患者建议减半。禁用于对本品任何成分过敏者和严重肾功能不全患者（肌酐清除率小于 10 ml/min）。在治疗剂量下，本品不会强化酒精作用（血液浓度 0.8 g/L），但是必须小心。在健康志愿者每日服用 20 mg 或 25 mg 试验中，并未证实对警戒性及反应时间有任何改变。不过建议患者不要超过推荐剂量。盐酸西替利嗪不应给怀孕初期至 3 个月内的孕妇服用，也不应给哺乳期妇女使用。至今未有同其他药物相互作用的报告，但同时服用镇静剂（安眠药）时要小心。

（六）左西替利嗪

左西替利嗪（levocertirizine）是西替利嗪的左旋体，作用更强。口服 5 mg/d，余同西替利嗪。

（七）盐酸非索非那定

盐酸非索非那定（fexofenadine hydrochloride）属于二代选择性外周组胺 H1 受体拮抗剂。无抗胆碱、α_1 受体或 β 受体阻断作用。本品不能通过血脑屏障。多国机构推荐飞行员可使用。适用于治疗成人和 6 岁及以上儿童季节性过敏性鼻炎和慢性特发性荨麻疹相关症状。成人、12 岁及以上儿童：推荐剂量为 60 mg，一日 2 次；或 180 mg，一日 1 次。6～11 岁儿童：推荐剂量为 30 mg，一日 1 次。肾功能不全患者：推荐起始剂量为 60 mg，一日 1 次。盐酸非索非那定与安慰剂不良反应相似。老年试验者平均消除半衰期与健康志愿者相似。盐酸非索非那定在肝病患者中的药代动力学与健康受试者相似。

（八）盐酸奥洛他定

盐酸奥洛他定（olopatadine）是一种新型二代组胺 H1 受体拮抗剂，具有高选择性和强亲和力，在脑组织中分布浓度较低，对中枢系统作用轻微。可抑制肥大细胞膜钙离子内流、持久性地稳定肥大细胞膜、抑制肥大细胞脱颗粒释放组胺、减少组胺诱导的白细胞介素（IL-6，IL-8）等细胞因子的产生；并可减少肿瘤坏死因子刺激的 ICAM-1 和 E- 选择蛋白等黏附分子的表达，从而减少组胺的释放；亦可抑制白细胞和嗜酸性粒细胞释放 LTB4、血栓素 A2、血小板活化因子等炎症介质，发挥抗炎和抗过敏作用。可抑制 P 物质和表皮神经生长因子等神经源性瘙痒介质，从而通过拮抗组胺、抗炎性递质、抗神经源性的瘙痒递质这三条途径有效缓解患者的瘙痒，避免了不必要的搔抓。推荐每次 10 mg，每天 2 次口服治疗荨麻疹、伴有瘙痒症状的皮肤疾病（湿疹、多形性渗出性红斑等）。常见不良反应：头痛，其他偶有虚弱、感冒样症状、咽炎、鼻炎、副鼻窦炎和味觉异常等发生。

（九）卢帕他定

卢帕他定（rupatadine）为二代抗组胺药，是一种长效、选择性外周组胺 H1 受体拮抗剂，系由地氯雷他定结构优化而来。药物在体内的一些代谢产物（地氯雷他定及其羟基代谢物）仍然具有抗组胺活性，有利于增强整体药效。可以同时拮抗组胺及血小板活化因子（platelet activating factor，PAF），更加有效抗炎及缓解瘙痒。体外研究表明，高浓度卢帕他定能够抑制因免疫或非免疫刺激产生的肥大细胞增生和胞因子的释放，特别是抑制肥大细胞和单核细胞中肿瘤坏死因子（TNF-α）的释放。12 岁以上儿童及成人口服 10 mg，一日 1 次，一次 1 片。最常见不良反应为嗜睡。葡萄柚汁不应与本品同时服用。口服他汀类药物时慎用。

（十）咪唑斯汀

咪唑斯汀（mizolastine）是苯并咪唑类二代抗组胺药，具有起效迅速、抗组胺作用强、人体内无蓄积作用的特点，是长效抗过敏药，适合成人或 12 岁以上儿童，口服 10 mg/d。本品为缓释薄膜衣片，不能掰开服用。禁用于对咪唑斯汀缓释片任何一种成分过敏、严重的肝功能损害、与咪唑类抗真菌药（全身用药）或大环内酯类抗生素合用以及与已知可延长 QT 间期的药物合用，如：Ⅰ类和Ⅲ类抗心律失常药；有晕厥病史，严重的心脏病或有心律失常（心动过缓、心律不齐或心动过速）病史，明显或可疑 QT 间期延长或电解质失衡，特别是低血钾及严重心动过缓的患者禁用。与肝氧化酶 CYP3A4 的强效抑制剂或底物合用也应谨慎。这些底物有西咪替丁、环孢素、硝苯地平等。研究显示咪唑斯汀不会加重酒精引起的镇静和行为异常。

（十一）氯苯那敏

氯苯那敏又名扑尔敏、氯苯吡胺、氯屈米通（chlorpheniramine）属于一代组胺 H1 受体拮抗剂，对本品成分及其他拟交感胺类药物如肾上腺素、异丙肾上腺素等过敏者禁用。成年人口服 4 mg，每日 1～3 次。老年人较敏感，应适当减量。新生儿、孕妇、哺乳期妇女、膀胱颈梗阻、幽门十二指肠梗阻、甲状腺功能亢进，高血压和前列腺肥大者慎用。高空作业者、车辆驾驶人员、机械操作人员工作时间禁用。儿童必须在成人监护下使用。不能过量服用及长期服用。

（十二）苯海拉明

苯海拉明（diphenhydramine）又名苯那君（benadryl），为一代组胺 H1 受体拮抗剂。其中枢神经系统抑制作用强，嗜睡作用强，还可抗乘车船引起的呕吐。成人口服每次 25～50 mg，每天 3～4 次。1～5 岁儿童 12.5～25 mg，每天 3～4 次；6～12 岁儿童每次 25～50 mg，每天 3 次，饭后服。肌内注射、静脉注射时，每次 20 mg，每天 1～2 次。对其他乙醇胺类药物高度过敏者，新生儿、早产儿，早期妊娠期妇女、哺乳期妇女，重症肌无力者，闭角型青光眼、前列腺肥大患者，膀胱颈梗阻、肠梗阻患者以及幽门、十二指肠梗阻患者禁用。注意肾功能障碍患者，本品在体内半衰期延长。其他注意事项同氯苯那敏。

（十三）赛庚啶

赛庚啶（cyproheptadine）为一代组胺 H1 受体拮抗剂，有强抗组胺作用，并有中度抗 5- 羟色胺作用及抗胆碱作用，可刺激食欲，更适用于冷性荨麻疹。成人 2～4 mg，每日 2 次或 3 次，儿童 250 μg/（kg·d），分 2～3 次服用。不宜与乙醇合用，可增加其镇静作用；不宜与中枢神经系统抑制药合用；与吩噻嗪类药物（如氯丙嗪等）合用可增加室性心律失常的危险性，严重者可致尖端扭转型心律失常；孕妇、哺乳期妇女、青光眼、尿潴留和幽门梗阻患者禁用。注意事项：服用本品期间不得饮酒或含有酒精的饮料；老年人及 2 岁以下小儿慎用；其他注意事项同氯苯那敏。

二、肥大细胞膜稳定剂

（一）色甘酸钠

色甘酸钠（sodium cromoglicate）通过抑制细胞内环磷腺苷酸二酯酶，使细胞内环磷酸腺苷（cyclic adenosine monophosphate，cAMP）的浓度增加，阻止钙离子进入细胞内，从而稳定肥大细胞膜，阻止肥大细胞脱颗粒。色甘酸钠易通过肺部吸收，而在胃肠道吸收少，因此一般采用干粉喷雾吸入，每次 20 mg，每日 80 mg，可有效防治哮喘。也有人尝试用于过敏性休克。口服每次 100～600 mg，每日 3 次，用于消化道变态反应。此外还有外用制剂，如软膏及滴眼液（2%）。

（二）酮替芬

富马酸酮替芬（ketotifen fumarate）具备稳定肥大细胞膜及组胺 H1 受体拮抗双重作用。药效强于氯苯那敏，口服 1 mg，每日 2 次，用于Ⅰ型及Ⅲ型变态反应，如过敏性哮喘、过敏性鼻炎、过敏性结膜炎、过敏性紫癜、皮肤血管炎、荨麻疹、湿疹、特应性皮炎等。主要副作用是嗜睡。成人及 12 岁以上儿童，每日 2 次 1 mg，一般于晨晚各服 1 次。对于晚间发作患者亦可改为每晚临睡前 1 次，每次 1 mg。6～12 岁儿童：每日 2 次，每次 0.5 mg。3～6 岁儿童：每日 0.05 mg/kg 体重。3 岁以下儿童：不推荐使用本药。与多种中枢神经抑制剂或酒精并用，可增强本品的镇静作用，应予以避免。不得与口服降血糖药并用。

三、抗抑郁药

多塞平

盐酸多塞平（doxepin）用于其他药物难以控制的瘙痒和焦虑。口服 25 mg，每日 3 次。严重心脏病、近期有心肌梗死发作史、癫痫、青光眼、尿潴留、甲状腺功能亢进、肝功能损害、谵妄、粒细胞减少、对三环类药物过敏者禁用。肝、肾功能严重不全，前列腺肥大，老年或心血管疾病患者慎用，使用期间应监测心电图。本品不得与单胺氧化酶抑制剂合用，应在停用单胺氧化酶抑制剂后 14 天，才能使用本品。用药期间不宜驾驶车辆、操作机械或高空作业。用药期间应定期检查血象和心、肝、肾功能。

四、中药和中药制品

中药和中药制品非常多，此处仅列举数个适应证中明确治疗湿疹或荨麻疹者。

（一）复方甘草酸苷

复方甘草酸苷（compound glycyrrhizin）是由甘草酸苷、甘氨酸和盐酸半胱氨酸组成的复方制剂，其中甘草酸苷是主要药理成分，具有抗炎、抗病毒、调节酶活性、解毒及免疫调节等作用。

1. 药理作用

（1）类激素样作用：甘草酸苷在体内的代谢产物甘草次酸可以抑制 11β - 羟基类固醇脱氢酶，从而使血浆氢化可的松水平升高；

（2）抗炎作用：甘草酸苷可以直接与花生四烯酸代谢途径的启动酶 - 磷脂酶 A2（phospholipase A2）结合以及与作用于花生四烯酸使其产生炎性介质的脂氧合酶结合，选择性地阻碍这些酶的磷酸化而抑制其活化，从而发挥抗炎的作用。

（3）抗过敏作用：甘草酸苷具有抑制实验性局部过敏坏死反应及抑制施瓦茨曼现象等抗过敏作用。

（4）免疫调节作用：在体外试验中发现，甘草酸苷能够调节 T 细胞活化、对 γ 干扰素有诱导作用，可活化自然杀伤细胞，以及促进胸腺外 T 淋巴细胞分化等作用。此外，甘草酸苷还可以促进肝细胞增殖、抑制病毒增殖和灭活病毒的作用。

2. 适应证 适用于治疗慢性肝病，改善肝功能异常。皮肤科可用于治疗湿疹、皮肤炎、斑秃。

3. 剂型 复方甘草酸苷有胶囊、片剂和注射液等三种剂型。

（1）胶囊 / 片剂：每粒 / 片含甘草酸苷 25 mg，甘氨酸 25 mg，盐酸半胱氨酸 25 mg。

（2）注射液：每 20 ml 注射液中含甘草酸苷 40 mg，甘氨酸 400 mg，盐酸半胱氨酸 20 mg。

4. 用法用量 成人通常每日次 2 ～ 3 粒 / 片，小儿每日次 1 粒 / 片，每日 3 次，饭后口服。可依年龄、症状适当增减。注射液：每日 1 次，每次 40 ～ 60 ml，静脉注射或者静脉点滴。最大用药剂量为 100 ml/d。

5. 不良反应 复方甘草酸苷的主要不良反应是假性醛固酮症（发生频率不明），可以出现低钾血症、血压上升、钠及体液潴留、水肿、尿量减少、体重增加等假性醛固酮增多症状，因此在用药过程中，要注意观察血清钾值等，如发现异常情况，应停止给药。尤其老年人，应用前应该告知患者如果出现无力、心慌或水肿等症状要即刻停药，并联系医生。

6. 禁忌证 醛固酮症、肌病、低钾血症患者和有血氨升高倾向的末期肝硬化患者，不宜使用复方甘草酸苷。

（二）润燥止痒胶囊

润燥止痒胶囊成分包含何首乌、制何首乌、生地黄、桑叶、苦参、红活麻。

1. 功能主治 养血滋阴，祛风止痒，润肠通便。用于血虚风燥所致的皮肤瘙痒，痤疮，便秘。

2. 用法用意 口服，一次 4 粒，一日 3 次，2 周为一疗程。

3. 不良反应 主要是消化系统不良反应，如恶心、呕吐、腹痛、腹泻、胃肠不适等，有肝功能异常的个案报告；皮肤可以出现皮疹、瘙痒；精神神经系统不良反应，如头痛、头晕。

4. 禁忌证 肝功能失代偿者禁用。临床研究发现润燥止痒胶囊具有止痒、抗炎、通便等作用，临床可用于慢性湿疹、特应性皮炎、神经性皮炎、脂溢性皮炎、皮肤瘙痒症、慢性荨麻疹等，有效减轻皮肤慢性瘙痒，改善皮肤严重程度。系统分析循证医学证据支持可以治疗慢性湿疹。属于中国中成药治疗湿疹临床应用指南推荐药物之一。

参考文献 《中成药治疗优势病种临床应用指南》标准化项目组.中成药治疗湿疹临床应用指南.中国中西医结合杂志，2021，2：133-142。

（三）雷公藤制剂

雷公藤制剂常用雷公藤多苷片（tripterygium glycosides）等，可用于过敏性皮肤脉管炎、皮炎和湿疹以及银屑病性关节炎、麻风反应、白塞病等，具较强的抗炎及免疫抑制作用，能拮抗和抑制炎症介质的释放，抑制T淋巴细胞功能，抑制迟发型超敏反应，抑制IL-1的分泌，抑制分裂源及抗原刺激的T细胞分裂与繁殖。适合用于急慢性泛发性湿疹的治疗，也可以用于有明显水疱、渗出的急性限局性湿疹及明显肥厚、角化、皲裂的限局性慢性湿疹。

1. 用法用量 $1 \sim 1.5 \, mg/(kg \cdot d)$，或 $20 \, mg$ 每日3次，饭后服用。

2. 说明书不良反应：

（1）消化系统：口干、恶心、呕吐、乏力、食欲缺乏、腹胀、腹泻、黄疸、转氨酶升高；严重者可出现急性中毒性肝损伤、胃出血。

（2）血液系统：白细胞，血小板下降；严重者可出现粒细胞缺乏和全血细胞减少。

（3）泌尿系统：少尿或多尿、水肿、肾功能异常等肾损害；严重者可出现急性肾衰竭。

（4）心血管系统：心悸、胸闷、心律失常、血压升高或下降、心电图异常。

（5）生殖、内分泌系统：女子月经紊乱、月经量少或闭经；男子精子数量减少、活力下降。

（6）神经系统：头昏、头蕈、嗜睡，失眠、神经炎、复视。

（7）其他：皮疹、瘙痒、脱发。

3. 禁忌证　儿童、育龄期有孕育要求者、孕妇和哺乳期妇女禁用。心、肝、肾功能不全者禁用；严重贫血、白细胞和血小板降低者禁用；胃、十二指肠溃疡活动期患者禁用；严重心律失常者禁用。

4. 注意事项　严格按照说明书规定剂量用药，不可超量使用。用药期间应注意定期随诊并检查血、尿常规及心电图和肝、肾功能，必要时停药并给予相应处理。连续用药一般不宜超过 3 个月。如继续用药，应由医生根据患者病情及治疗需要决定。服药期间可引起月经紊乱、精子活力及数目减少、白细胞及血小板减少，停药后可恢复。孕妇忌服，服此药时应避孕。老年有严重心血管病者慎用。

（四）皮敏消胶囊

1. 主要成分　苦参、苍术、防风、荆芥、蒺藜、白鲜皮、蛇床子、苍耳子、蜈蚣、青黛、蒲公英、紫花地丁、黄芩、黄柏、黄连、蝉蜕、地黄、牡丹皮、西河柳、紫草、地骨皮。

2. 功能主治　祛风除湿，清热解毒，凉血止痒。用于急慢性荨麻疹、急性湿疹属风热证或风热挟湿证者。根据中医皮损辩证，皮敏消胶囊适用于热证即颜色偏红的皮损，红色的斑片、丘疹、结节；湿证即有渗出或渗出倾向的皮损，水疱、脓疱、糜烂和浸渍的皮损。

3. 用法用量　口服。一次 4 粒，一日 3 次。急性荨麻疹疗程为 1 周，慢性荨麻疹和急性湿疹疗程为 2 周。

（五）玉屏风颗粒

出自元代著名医学家危亦林《世医得效方》的经典方，历史悠久，至今已有 700 多年历史，是扶正固表的经世名方。

1. 主要成分　玉屏风颗粒由黄芪、白术、防风三味中药以 3∶1∶1 配伍而成。

2. 功能主治　益气，固表，止汗。用于表虚不固，自汗恶风，面色㿠白，体虚易感风邪者。研究表明，玉屏风颗粒具有增强免疫和抗过敏作用，临床主要用于呼吸系统疾病和过敏性疾病治疗，如反复呼吸道感染、慢性阻塞性肺疾病、哮喘、过敏性鼻炎、慢性支气管炎、肺炎、小儿肾病综合征、多汗等，在皮肤领域《中成药临床应用指南——皮肤病分册》推荐用于慢性荨麻疹、湿疹、扁平疣、玫瑰糠疹、黄褐斑、硬皮病、敏感性皮肤治疗。

3.用法用量　开水冲服，一次 5 g，一日 3 次；儿童推荐用法用量：1～3 岁，一次 2.5 g，一日 2 次；4～6 岁，一次 5 g，一日 2 次；6 岁及以上，一次 1.5 g，一日 2 次。2 个月为一疗程。

4.不良反应　极少见，主要表现为消化系统症状、头晕头痛、口干等，未监测到严重或致命的不良事件。

5.注意事项　忌油腻食物；宜饭前服用；对本品过敏者禁用，过敏体质者慎用。

五、免疫抑制剂

虽然免疫抑制剂很多，但是多数没有湿疹皮炎、皮肤过敏适应证，不良反应多，风险-效益比不理想，不应作为常规使用，仅用在病情严重、没有其他更安全的治疗办法时短期对症治疗。此处仅介绍临床证据稍多的环孢素。

环孢素

环孢素（cyclosporin）疗效机制尚不完全明确，可以通过抑制钙调磷酸酶抑制 IL-2 的产生，从而抑制 T 淋巴细胞活化，对肥大细胞、抗原提呈细胞、角质形成细胞也有一定作用。治疗 16 岁以上特应性皮炎患者，推荐剂量 3～5 mg/（kg·d），分 2 次口服。若 3 mg/（kg·d）的初始剂量在 2 周内未获得满意疗效，则可迅速提高至 5 mg/（kg·d）的最高剂量。在非常严重的病例中，可能需用 5 mg/（kg·d）的初始剂量，才能迅速而有效地控制病情。疗程一般在 6～12 个月。若采用 5 mg/（kg·d）的剂量，在 1 个月内仍未获满意疗效者，则停用本品。

治疗前应向患者充分说明有关本品的治疗益处和可能的风险，以及停药后较易复发的问题。主要不良反应是高血压、肾损害、多毛等。肾功能不全、未能控制的高血压或感染以及除皮肤以外的其他任何恶性肿瘤患者，均不应接受本品治疗。高尿酸血症患者应慎用。在使用本品期间发生高血压而降压治疗又无法控制者，亦应停用本品。在治疗开始前，至少应测定血清肌酐2次，以取得可靠的血清肌酐基线值，根据2次血清肌酐值分别计算得到相应的肌酐清除率，且其值均应在正常范围内。在治疗开始的4周内，应每周测定一次血清肌酐和血压，以后每月测定一次。若提高本品剂量，则应增加测定次数。若患者的血清肌酐值超过基线值的30%，即使该值仍属正常范围，亦应将剂量降低25%～50%。如果在1个月内，该肌酐值仍不降低，则停用本品。短时间肌酐值超过基线值20%～30%，应反复测定以排除暂时性非肾源性血清肌酐增高的可能。金黄色葡萄球菌皮肤感染并非禁忌证，但需给予适当的抗生素治疗。由于红霉素能提高环孢素的血浓度，不应使用。如必须使用，则应对环孢素的血浓度、肾功能、不良反应的症状做密切监测。药物相互作用多，使用前须仔细询问患者是否使用其他可能存在相互作用的药物，仔细核对药品说明书，根据说明书用药。

禁忌证　①存在病毒感染时如水痘、带状疱疹等；②对环孢素过敏；③严重肝、肾损害，未经控制的高血压，感染及恶性肿瘤者忌用或慎用。

六、糖皮质激素

（一）氢化可的松

过敏性皮肤病患者静脉滴注应选用氢化可的松（hydrocortisone）琥珀酸钠，而勿选其乙醇溶液注射剂。因后者含有乙醇，有些人可能对其有反应。另外，乙醇还具有中枢抑制作用，对肾功能也有危害。氢化可的松生物学效应半衰期为8～12 h；安排治疗时可用氢化可的松琥珀酸钠100～200 mg，与生理盐水注射液或5%葡萄糖注射液500 ml混合静脉滴注，同时可加维生素C 0.5～1.0 g。禁忌证及注意事项见本章第2节对症治疗部分。

（二）泼尼松

泼尼松（prednisone）又名强的松。根据病情决定口服剂量，详见本书相关讨论。注意由于本品须在肝代谢才有活性，故肝功能不全者不宜使用。禁忌证及注意事项见本章第 2 节对症治疗部分。

（三）泼尼松龙

泼尼松龙（prednisolone）口服抗炎作用强于泼尼松，但水盐代谢作用弱，生物半衰期较泼尼松长。本品以活性形式存在，无须经肝转化即发挥其生物效应，更适合肝功能受损的患者。禁忌证及注意事项见本章第 2 节对症治疗部分。

（四）甲泼尼龙

甲泼尼龙（methylprednisolone），别名甲基泼尼松龙，口服片剂每片 2 mg 或 4 mg，混悬液 20 mg/ml 或 40 mg/ml，作用同泼尼松。半衰期为 30 min。禁忌证及注意事项见本章第 2 节对症治疗部分。

（五）曲安奈德

曲安奈德（triamcinolone acetonide），又名去炎舒松，抗炎抗过敏作用强，肌注数小时生效，1 ～ 2 天达最大效应，可维持 2 ～ 3 周。禁忌证及注意事项见本章第 2 节对症治疗部分。

（六）地塞米松

地塞米松（dexamethasone）抗炎作用强于泼尼松，可口服，每日 0.75 ～ 6 mg，也可肌内注射或静脉滴注。半衰期长于泼尼松，对下丘脑-垂体-肾上腺轴抑制作用强。易出现副作用。禁忌证及注意事项见本章第 2 节对症治疗部分。

（七）复方倍他米松

复方倍他米松注射液（compound betamethasone injection）是二丙酸倍他米松和倍他米松磷酸钠混合而成的灭菌注射混悬液。每毫升含相当于 5 mg 倍他米松的二丙酸倍他米松及相当于 2 mg 倍他米松的倍他米松磷酸钠。注射后，可溶性倍他米松磷酸钠能被很快吸收而迅速起效，而微溶性的二丙酸倍他米松可储存起来被缓慢吸收，维持疗效。从而可较长时间地控制症状。臀部深部肌内注射给药，起始剂量为 1 ～ 2 ml，注射后数小时后即可缓解症状。疗效持续 2 ～ 4 周。必要时可重复给药，但用药间隔不宜小于 2 周。禁忌证及注意事项见本章第 2 节对症治疗部分。

第 5 节　药物治疗进展

一、生物制剂

（一）度普利尤单抗

度普利尤单抗（dupilumab）是靶向 IL-4Rα 的全人单克隆抗体，能够抑制 IL-4/IL-13 信号传导，抑制 2 型炎症。适用于外用药控制不佳或不建议使用外用药的 6 个月及以上儿童、青少年及成人中重度特应性皮炎。可与或不与外用糖皮质激素联合使用。对本药活性成分或其他任何辅料有过敏反应者禁用。

推荐成人患者使用的初始剂量为 600 mg（300 mg 不同部位皮下注射 2 次），继以每 2 周一次给予 300 mg，皮下注射给药。6 个月及以上儿童及青少年根据体重给药。对于 6 ～ 17 岁儿童和青少年患者，体重 15 kg 至小于 30 kg 者初始剂量为 600 mg（300 mg 不同部位皮下注射 2 次），继以每 4 周一次给予 300 mg，皮下给药；体重在 30 kg 至小于 60 kg 者初始剂量为 400 mg（200 mg 不同部位皮下注射 2 次），继以每 2 周一次给予 200 mg，皮下注射给药；体重大于等于 60 kg 者同成人。对于 6 个月至 5 岁儿童患者，体重 5 kg 至小于 15 kg 者，初始剂量为 200 mg，继以每 4 周一次给予 200 mg，皮下注射给药；体重 15 kg 至小于 30 kg 者，初始剂量为 300 mg，继以每 4 周一次给予 300 mg，皮下注射给药。可联合使用外用钙调磷酸酶抑制剂，但应仅限于问题部位，如面部、颈部、褶皱区域和生殖器部位。度普利尤单抗治疗特应性皮炎 16 周后无效的患者应考虑停止治疗。一些在初始治疗中部分应答的患者可能会在 16 周后的继续治疗中获得病情改善。若治疗必须中止，患者仍能成功接受重新治疗。对于老年患者（≥ 65 岁），不建议调整剂量。轻度或中度肾损伤患者不需要调整剂量。在严重肾损伤患者中的数据极其有限。尚无在肝功能损伤患者中的数据。不建议根据体重调整剂量。人 IgG 抗体可以穿过胎盘屏障，所以本药可能从母体传输至发育中的胎儿。只有证明潜在获益大于胎儿潜在风险时，才可在妊娠期间使用本药。尚不清楚本药是否在人乳中排泄或摄入后全身吸收。做出是否停止母乳喂养或停止本药治疗的决定前，必须考虑母乳喂养对儿童的益处以及治疗对母亲的益处。

用药前筛查：不要求在开始度普利尤单抗治疗前进行血液检查、肝炎、HIV 感染或结核病检测以及肿瘤筛查。

最常见的不良反应是注射部位反应、结膜炎、睑缘炎和口腔疱疹。少见不良反应包括超敏反应、疱疹性湿疹、嗜酸性粒细胞增多症、感染等。

推荐阅读 Senner S，Seegräber M，Frey S，et al. Dupilumab for the treatment of adolescents with atopic dermatitis. Expert Rev Clin Immunol，2020，16（7）：641-650.

（二）奥马珠单抗

奥马珠单抗（omalizumab）是一种重组人源化抗 IgE 单克隆抗体，可特异性结合游离 IgE，抑制其与受体 FcεRI 的结合并降低外周血嗜碱性粒细胞及部分树突状细胞表面受体数量，进而阻断后续的反应通路，达到精准治疗目标。用于成人或青少年（12 岁及以上）经 H1 抗组胺药治疗后仍不能有效控制症状或无法耐受 H1 抗组胺药治疗的慢性荨麻疹的治疗。150 mg/4 周或 300 mg/4 周作为起始治疗剂量均安全且有效。中国 III 期临床试验研究结果显示，使用奥马珠单抗 300 mg/4 周，12 周后 75% 的患者瘙痒症状可获得明显改善，风团数量较基线减少 73%。此外亦有研究显示，在奥马珠单抗治疗组患者用药期间，血管性水肿症状可长期不发作；奥马珠单抗治疗组患者皮肤病生活质量指数较基线平均下降 78%，显示其治疗后的生活质量显著改善。一项纳入 67 项观察性研究的 Meta 分析结果显示，奥马珠单抗在真实世界中可使 72.2% 患者的症状完全控制，另有 17.8% 患者症状获得部分控制，7 日荨麻疹活动度评分（urticaria activity score over 7 days，UAS7）平均下降 25.6。奥马珠单抗的安全性良好，不良事件发生率与安慰剂相当，且绝大部分不良事件为轻度或中度。另有研究支持奥马珠单抗对于妊娠期及哺乳期妇女是一个安全的治疗选择。对于肝、肾功能受损及肿瘤患者，尚无使用奥马珠单抗后安全性风险增加的相关报道。

推荐阅读　［1］Tharp MD，Bernstein JA，Kavati A，et al. Benefits and Harms of Omalizumab Treatment in Adolescent and Adult Patients With Chronic Idiopathic（Spontaneous）Urticaria. JAMA Dermatology，2019，155（1）：29.

［2］Turk M，Carneiro-Leao L，Kolkhir P，et al. How to Treat Patients with Chronic Spontaneous Urticaria with Omalizumab：Questions and Answers. J Allergy Clin Immunol Pract，2020，8（1）：113-124.

［3］Ensina LF，Cusato-Ensina AP，Camelo-Nunes IC，et al. Omalizumab as Third-Line Therapy for Urticaria During Pregnancy. J Investig Allergol Clin Immunol，2017，27（5）：326-327.

二、选择性 Th2 细胞因子抑制剂

甲磺司特

甲磺司特（suplatast tosilate）是选择性 Th2 细胞因子抑制剂，通过抑制 IL-4、IL-5、IL-13 等 Th2 相关细胞因子的产生，减少 IgE 的合成，稳定肥大细胞膜，减少嗜酸性粒细胞浸润，从而同时抑制 Ⅰ 型变态反应的速发相和迟发相反应。本品适用于过敏性哮喘、过敏性鼻炎、特应性皮炎等 Ⅰ 型变态反应性疾病的治疗。研究数据表明，甲磺司特能减少激素依赖性中重度哮喘患者的激素使用剂量，安全性好。他克莫司联合甲磺司特治疗特应性皮炎可显著改善症状，同时大幅降低他克莫司用量，联合用药组大多数患者最终停用他克莫司软膏，疗效明显优于单用他克莫司的患者。

用法：口服颗粒剂，每次 100 mg，3 次 / 天。甲磺司特安全性好，不良反应出现率仅为 3.8%。多为轻微不良反应，如皮疹和胃肠道反应等。

三、小分子药物

（一）外用磷酸二酯酶 -4 抑制剂：克立硼罗

克立硼罗（crisaborole）通过抑制磷酸二酯酶 -4（PDE-4）从而抑制炎症因子的释放，PDE-4 抑制后可增加 cAMP 依赖的蛋白激酶 A 的活性，并抑制 NFAT 和 NF-kB 信号通路的下游，同时可抑制 TNF-α、INF-γ、

IL-2 等多种细胞因子的释放。其具体治疗湿疹皮炎的作用机制尚不确定。2%克立硼罗软膏适合 2 岁及以上轻中度特应性皮炎患者的治疗。每天 2 次，外用于患处。约 4%患者应用过程中出现给药部位疼痛症状，不影响治疗。尚不能确定≥ 65 岁老年患者对克立硼罗的反应是否与年轻人不同。孕妇、哺乳期妇女慎用。禁用于已知对克立硼罗或该制剂任何成分过敏的患者。

（二）酪氨酸蛋白激酶抑制剂：本维莫德

本维莫德（benvitimod）通过抑制 T 细胞酪氨酸蛋白激酶，干扰或阻断细胞因子和炎症介质的释放、促进皮肤屏障功能的修复等发挥治疗作用。本维莫德治疗特应性皮炎的具体作用机制尚不清楚。目前正在开展本维莫德治疗特应性皮炎的临床研究。

（三）JAK 抑制剂

特应性皮炎（atopic dermatitis，AD）的免疫学异常主要表现为以 Th2 细胞所介导的炎症特征，同时还可能与 Th17 细胞所介导的炎症特征相混合，从而表现出在不同人群中较为复杂的疾病异质性。参与调控 AD 病理发病机制和症状（典型如瘙痒）的多种细胞因子，包括 IL-4、IL-13、IL-22、IL-31、IFN-γ 和 TSLP 等，均通过 Janus 激酶 / 信号转导和转录激活因子（JAK-STAT）信号通路完成胞内的信号传导，并进一步放大炎症信号的级联反应，促进 AD 疾病的发生和进展。因此靶向抑制 JAK/STAT 通路，从胞内阻断上述细胞因子的炎性信号传导，成为了针对 AD 的靶向治疗策略之一。口服 JAK 抑制剂作为小分子靶向药物，能够顺利穿过细胞膜，从而在胞内结合特定的 JAK 激酶，进而发挥抑制炎性信号传导的作用。目前，包括乌帕替尼（upadacitinib）、阿布昔替尼（abrocitinib）、巴瑞替尼（baricitinib）在内的多种 JAK 抑制剂均显示出在 AD 领域的治疗潜力，已在全球多个国家上市或者正在申请上市。

1. 阿布昔替尼 3 项Ⅲ期关键临床研究显示，无论是该药单药治疗（JADE MONO-1 和 JADE MONO-2 研究），还是联合外用糖皮质激素治疗（JADE COMPARE 研究），阿布昔替尼对 12 岁及以上中重度特应性皮炎患者均有非常好的疗效和安全性，52 周长期治疗疗效及安全性良好。其疗效较度普利尤单抗效果更好。

2. 巴瑞替尼 2 项Ⅲ期关键临床研究（BREEZE-AD1 和 BREEZE-AD2 研究）均显示出巴瑞替尼单药在治疗 18 岁以上中重度特应性皮炎患者中的优效性结果。

3. 乌帕替尼 在 4 项Ⅲ期关键临床研究（覆盖了单药治疗、联合外用糖皮质激素治疗以及头对头与度普利尤单抗进行对比治疗等设计）中，均显示出在治疗 12 岁以上中重度特应性皮炎患者中的优效性结果。其中 MEASURE UP-1（$n=847$），MEASURE UP-2（$n=810$）和 ADUP（$n=901$）研究均一致显示，乌帕替尼（15 mg、30 mg）单药治疗或联合外用糖皮质激素较安慰剂在第 16 周时有显著、更优的皮损清除应答（EASI 75）和瘙痒症状缓解（患者每日最严重瘙痒数字评分较基线改善 $\geqslant 4$）。Headsup（$n=692$）研究则进一步指出，在头对头对比中，乌帕替尼 30 mg（每日 1 次）较度普利尤单抗 300 mg（每 2 周 1 次）在 16 周时达到了更优效的皮损清除（EASI 75，71% vs. 61%，$p \leqslant 0.01$）应答和瘙痒症状缓解（患者每日最严重瘙痒数字评分较基线改善 $\geqslant 4$，67% vs. 49%，$p \leqslant 0.001$）。

推荐阅读 [1] Bieber T，Simpson EL，Silverberg JI，Abrocitinib versus placebo or dupilumab for atopic dermatitis. N Engl J Med，2021，384（12）：1101-1112.

[2] Eichenfield LF，Flohr C，Sidbury R，et al. Efficacy and safety of abrocitinib in combination with topical therapy in adolescents with moderate-to-severe atopic dermatitis：the jade teen randomized clinical trial. JAMA Dermatol，2021，157（10）：1165-1173.

[3] Nezamololama N，Fieldhouse K，Metzger K，et al. Emerging systemic JAK inhibitors in the treatment of atopic dermatitis：a review of abrocitinib，baricitinib，and upadacitinib. Drugs Context，2020，9：2020-8-5.

第4章
湿疹与皮炎类疾病

第1节 湿 疹

一、定义

湿疹（eczema）是由多种内外因素综合作用引发的一种皮肤炎症反应，有渗出及融合倾向，容易复发，伴不同程度瘙痒。

湿疹是形态学诊断，用于暂时病因不明的湿疹样皮损的诊断。如果明确了病因，则应进行病因诊断，如接触性湿疹、食物引起的湿疹、职业性湿疹等。如果临床表现符合了某种特异性湿疹的诊断，如特应性皮炎（特应性湿疹），则应该诊断特应性皮炎。因此，患者的随访非常重要，很多湿疹最终可能须进一步分类诊断。

二、发病情况

非常常见。美国2007年对一般人群的调查显示，有10.7％的被调查者患有湿疹；同年我国浙江丽水某社区一般人群的调查湿疹患病率为7.5％。2008年北京一社区一般人群患病率为9.3％。

推荐阅读 尤艳明，李邻峰.北京海淀区社区人群常见皮肤病流行病学调查及风险因素分析.中国皮肤性病学杂志，2011，25（6）：459-461.

三、好发人群

所有人群均好发。见于任何年龄，不同年龄湿疹有不同特点。

四、家族史

湿疹患者可能有家族史和特应性病史。

五、临床特点

具备下列一种或多种损害：红斑、丘疹、水疱、糜烂、渗液、结痂、鳞屑、苔藓样变、肥厚，皮损边界欠清，有渗出及融合倾向。伴不同程度瘙痒，可以非常剧烈。皮损分为急性、亚急性和慢性三种。急性湿疹表现为红斑，急性渗出性湿疹可伴有丘疹、丘疱疹、水疱、糜烂、渗出；急性干燥性湿疹可以伴有干燥、鳞屑。亚急性湿疹以红斑、斑丘疹或丘疹为主，水疱、渗出少，可以有结痂及鳞屑。慢性湿疹以皮肤肥厚、苔藓样变为主，可以伴有色素改变、脱发及甲改变、瘢痕等。三种类型皮损间常无明显的界限。慢性湿疹也不一定从急性湿疹演变而来。患者可能同时具备三种类型的皮损，也可能只有其中 1 或 2 种。

六、全身表现

一般情况下无系统症状。

七、可能病因

非常复杂，可能为某种内部或外部原因单独或综合作用的结果，具体病因常常难以确定。如果确定了患者的病因，则应该诊断为某种原因引起的湿疹。

1. 内部因素 包括免疫功能异常（如免疫缺陷）和内在疾病（如内分泌疾病包括糖尿病性瘙痒、甲状腺功能减退性皮肤干燥，内脏功能异常如肾功能不全性乏脂性湿疹及肿瘤性红皮病等）；遗传性或获得性皮肤结构异常或功能缺陷也容易引发本病。

2. 外部因素 如对环境中的物质过敏或环境对皮肤的刺激，环境温度、湿度变化（环境干燥会引发或加重乏脂性湿疹、特应性皮炎，环境潮湿，皮肤容易继发细菌感染和真菌感染），日晒等均可以引发或加重湿疹；微生物如金黄色葡萄球菌可以通过直接侵袭或诱导免疫反应引发或加重湿疹（如感染性湿疹）；社会心理因素如紧张、焦虑也会引发和加重本病。

八、诊断

主要根据临床表现诊断，诊断应遵循以下流程：

1.逐一排除类似湿疹皮炎表现的其他疾病 如疥疮、浅部真菌病、淋巴瘤、嗜酸性粒细胞增多症、烟酸缺乏症等。仔细采集病史，详细观察皮损特点，必要时施行组织病理学检查。

多人共患的病史，孤立丘疹，疥疮结节以及疥虫检查可以帮助鉴别疥疮。掌跖外的浅部真菌病皮损为边界清楚的环状皮损，中心消退，掌跖的真菌感染一般为单侧，皮损为连续性，真菌检查阳性。皮损广泛、伴有水肿性红斑或风团样皮损、瘙痒剧烈的湿疹，要进行血常规检查以明确是否嗜酸性粒细胞增多。

2.逐一排除具有湿疹皮炎皮损的先天性疾病或营养代谢性疾病 如Wiskott-Aldrich 综合征、选择性 IgA 缺乏症、高 IgE 复发感染综合征（Job 综合征）等。一般发病早、病情重，血常规及血免疫球蛋白检测有助于诊断。

3.进行分类诊断 遵循 ICD-11 对于符合诊断标准的分类性湿疹进行特异性诊断，如接触性皮炎、特应性皮炎等。

斑贴试验有助于发现接触性皮炎。食入或吸入变应原检查有助于发现食入或吸入物引起的湿疹。不能进一步分类的未分类性湿疹可以根据皮损部位加上分期诊断，如面部急性湿疹、手慢性湿疹、泛发湿疹等。

在某些患者，湿疹可能只是一个暂时诊断，随着病因的明确或临床表现充分可能会归入某一特异性的湿疹皮炎，但是很多患者可能终生无法进一步诊断。

九、治疗

（一）医学指导

告知患者疾病的可能转归、对身体健康的影响、有无传染性、可能的治疗方法及效果。通过详细采集病史、细致体检、合理使用诊断试验，仔细查找病因及诱发或加重因素，以达到去除病因、彻底治疗的目的。指导患者避免或替换环境中的可疑致病物质，避免接触生活中常见的变应原及刺激原。对居住生活环境、饮食、手套以及其他防护用品、清洁方法和清洁用品的使用等也应提出相应建议。

（二）保护皮肤屏障功能

湿疹皮肤屏障功能破坏，非常容易继发刺激性皮炎、细菌或真菌感染并继发过敏而加重皮损，因此必须保护皮肤屏障功能。首先应选用对皮肤无刺激的治疗，预防并适时处理继发感染，在一些皮肤干燥、细皲裂明显的亚急性及慢性皮炎中，加用保湿剂。

（三）局部治疗

对于限局性皮损（小于体表面积 10％～ 30％），可以仅外用药物治疗：

1. 急性红斑、丘疹或丘疱疹而无水疱、渗液及糜烂时　可以选炉甘石洗剂、氧化锌糊或糖皮质激素乳膏、凝胶。不应选用软膏、硬膏，因其透气性差，容易引起浸渍、糜烂。

2. 急性水疱、糜烂及大量渗出性皮损　可以用 3％硼酸溶液、0.1％利凡诺液或生理盐水湿敷。湿敷间歇可以使用糖皮质激素乳膏、凝胶及氧化锌油剂。注意湿敷过度可能引起皮肤干燥，甚至干裂。

3. 亚急性皮损　可选用糖皮质激素乳膏或氧化锌糊、氧化锌油。不应再湿敷或过度外洗，以免造成皮肤干裂；

4. 慢性皮损　可选用糖皮质激素软膏、硬膏、乳剂或酊剂等，可以合用保湿剂及角质松解剂，如 20％～ 40％尿素软膏、10％水杨酸软膏等。有脓疱或黄痂提示继发细菌感染，应使用抗菌药物（如莫匹罗星软膏）。

糖皮质激素依然是治疗中重度湿疹皮炎的主要一线药物。初始治疗应该根据皮损的性质选择合适强度的糖皮质激素。轻度皮炎可以选择弱效激素如氢化可的松、地塞米松，肥厚性皮损则应选择强效激素如哈西奈德、卤米松，其他中度皮炎可以选择中效激素，如曲安奈德、糠酸莫米松等。注意糖皮质激素的强度除了与其化学成分有关外，也受浓度和剂型的影响。

儿童多选用弱效激素；对于面部、皮肤皱褶部位皮损，弱效或中效激素通常可以奏效。强效糖皮质激素每次连续应用不应超过 2 周，以减少急性耐受。

急性湿疹、盘状湿疹等怀疑与细菌有关者可以加外用抗生素类制剂或使用含抗菌作用的复方制剂。

钙调磷酸酶抑制剂如他克莫司软膏没有糖皮质激素的副作用，尤其适合薄嫩部位如面部、颈部、腋窝、腹股沟、外阴及肛周部位使用，也用于糖皮质激素的序贯治疗。

PDE-4 抑制剂克立硼罗及外用非甾体抗炎药也没有激素的副作用，适用于轻中度湿疹的治疗、糖皮质激素应用后的替代治疗以及拒绝应用糖皮质激素的患者。

外用 JAK 抑制剂治疗湿疹皮炎，尤其是慢性皮损，显示了非常好的疗效，是湿疹皮炎外用治疗的新选择。

（四）系统药物治疗

1. 抗组胺药　最常用，一般夜间可以短期（1 周左右）使用具有嗜睡作用的一代组胺 H1 受体拮抗剂。白天长期用药推荐使用非镇静性二代组胺 H1 受体拮抗剂如氯雷他定、西替利嗪等。

2. 糖皮质激素　适用于短期可以明确祛除病因的患者，如变应性接触性皮炎、癣菌疹等。对于严重水肿、泛发性皮疹、红皮病等，为迅速控制症状也可以应用，但必须慎重，避免发生全身副作用以及反跳。

3. 抗生素　对于伴有广泛渗出性皮损，高度怀疑金黄色葡萄球菌感染的患者，可以系统应用抗生素 7 ～ 14 天。

4. 免疫抑制剂　对于其他疗法无效的重症患者，或短期系统应用糖皮质激素病情得到明显缓解后，需减用或停用糖皮质激素时使用。环孢素短期治疗有效，停用常复发，肾损害和高血压是其主要的副作用（详见第 3 章）。

5. 生物制剂及小分子药物　对于不符合特应性皮炎诊断标准的湿疹疗效尚缺乏系统研究，可以根据病情，患者知情同意情况下酌情使用。

6. 中药和中药制剂　如复方甘草酸苷、雷公藤多苷、润燥止痒胶囊也可以选用（详见第 3 章）。

（五）物理治疗

紫外线治疗包括窄谱 UVB（310 ～ 315 nm）照射、高剂量 UVA（340 ～ 400 nm）照射、UVA/UVB 照射对湿疹、特应性皮炎均具有较好的疗效，可以参考应用。

十、预后

可严重影响患者的生活质量，且迁延难愈，容易复发。我们 2008 年随访 599 例门诊患者 3 年显示，湿疹的复发率为 85%。

推荐阅读 Li LF，Liu G，Wang J. Prognosis of unclassified eczema：a follow-up study. Arch Dermatol，2008，144（2）：160-164.

第 2 节　特应性皮炎

一、定义

特应性皮炎（atopic dermatitis，AD）又名特应性湿疹（atopic eczema）、Besnier 痒疹（Besnier's prurigo）及泛发型神经性皮炎，我国曾翻译为异位性皮炎或遗传过敏性皮炎。本病是一种慢性、复发性、瘙痒性、炎症性皮肤病，在某些国家和地区，也简称为湿疹。本病多在婴幼儿时期发病，不同年龄阶段皮损有特征性表现。容易合并其他特应性疾病，如过敏性鼻炎、过敏性哮喘、食物过敏以及其他系统表现。因为尚没有特异性生物学标志物做客观实验室检查，受单纯临床诊断限制及现有诊断标准的影响，本病依然是异质性疾病，可以分为很多亚型。

二、发病情况

本病非常常见，患病率随城市化和工业化程度增加而增加，且随对本病的认识不同以及使用的诊断标准不同而不同。国际发达国家儿童患病率为 10% ～ 30%，成人 2% ～ 10%；近期调查我国城市 1 ～ 7 岁儿童患病率高达 12.9%，1 ～ 12 个月婴儿患病率高达 30.4%。男女比例 1：1.4。50%

在 1 岁前发病，但任何年龄均可发病。

三、好发人群

见于任何年龄，婴幼儿和儿童多发。经济发达地区高于欠发达地区，城市高于农村，寒冷地区高于温暖地区。冬季由于寒冷干燥加重了皮肤干燥，从而加重本病；夏季由于温暖潮湿、多汗加重瘙痒以及细菌容易繁殖也可以加重皮损。多有遗传倾向和特应性病史。

四、临床特点

剧烈瘙痒。多有皮肤干燥，不同年龄段的皮损有特征性表现。

1. 婴幼儿期（出生～ 2 岁） 皮损多分布于两颊、额部和头皮，后逐渐蔓延至四肢伸侧。皮疹主要表现为红斑、丘疹、水疱、糜烂、渗出和结痂。继发感染时可出现脓疱、脓痂。

2. 儿童期（＞ 2 ～ 12 岁） 可为婴儿期的延续，也可能为首发，分为湿疹型和痒疹型二型。皮疹多位于肢体屈侧，尤其是肘窝和腘窝，呈亚急性或慢性湿疹，或四肢伸侧和背部的痒疹样损害。颈侧可见网状色素沉着，即"特应性脏颈"（atopic dirty neck）。

3. 青少年及成人期（＞ 12 ～ 60 岁） 表现为肢体屈侧，尤其是肘窝、腘窝和颈前，也可以面部、躯干、四肢伸侧及手足的慢性湿疹，容易发生泛发型神经性皮炎样改变，广泛苔藓化。通常全身皮肤明显干燥，也可以有痒疹样皮损。

4. 老年期（＞ 60 岁） 多表现为泛发型神经性皮炎样或结节性痒疹，容易发展为红皮病。

五、系统表现

一般无系统症状，但可以伴发共病，如过敏性鼻炎、过敏性哮喘、食物过敏、过敏性胃肠炎、荨麻疹、白内障、青光眼、斑秃，甚至炎症性肠病、心血管疾病、抑郁等系统性疾病。

六、实验室检查

外周血嗜酸性粒细胞可以正常或增高，血清总 IgE（tIgE）水平可以正常或增高，血清食入或吸入变应原特异性 IgE（sIgE）可以呈阴性或阳性。根据特应性病史及 IgE 检测可以分为以下两型：

1. 外源性特应性皮炎 血清 tIgE 水平增高、食入或吸入变应原 sIgE 阳性、有特应性病史。

2. 内源性特应性皮炎 血清 tIgE 水平正常、食入或吸入变应原 sIgE 阴性、无特应性病史。

3. 中间状态 血清 tIgE 水平正常，变应原 sIgE 阳性。

七、可能病因和发病机制

病因尚不明确，一般认为是在一定遗传背景的基础上与环境因素共同作用的结果，皮肤屏障功能障碍和免疫失衡是两大主要因素，且互为因果。皮肤微生物群多样性下降、金黄色葡萄球菌定植增加及神经、心理因素也非常重要。

（一）遗传

43%～ 83%的特应性皮炎患者有特应性疾病家族史。夫妻均系特应性体质，子女发病的风险是 50%～ 75%；单亲有特应性病史的家庭，子女患特应性皮炎风险是 25%～ 30%；无家族史的一般家庭，子女患特应性皮炎的风险为 10%～ 15%。近年发现了一些与本病有关的基因位点如 3q21、1q21、16q、17q25、20p、3p26、5q31-33 等。30%左右患者存在聚丝蛋白（filaggrin，FLG）基因突变造成皮肤屏障功能障碍。需要说明的是，特应性皮炎不是遗传病，是有一定遗传基础外加环境因素作用的结果。遗传缺陷，比如 FLG 基因突变，既不是特应性皮炎发病的充分条件，也不是必要条件。因此，特应性皮炎是可以控制的。

（二）免疫功能异常

免疫功能异常表现为对各种感染的易感性增加，外周血中 T 细胞数目降低，尤其是 CD8$^+$T 细胞降低；外周血中 T 细胞对 PHA、con A、单纯疱疹抗原及白念珠菌的反应性降低；自然杀伤细胞活性降低等。Th1 与 Th2 细胞功能失衡，急性期 Th2 类细胞反应过强，2 型细胞因子 IL-4、IL-5、IL-13 水平增加，IgE 水平升高，呈 2 型炎症；慢性皮损则呈 Th1、Th2、Th17、Th22 混合反应模式。外观正常皮肤也呈现相同细胞因子变化。免疫功能异常可以是遗传性的，也可能与环境有关。

（三）机体反应性异常

机体反应性异常表现为刺激阈降低，对正常人无反应的刺激均有可能引发刺激性皮炎。皮肤痒阈降低，出汗、羊毛、化纤衣物及脂溶性溶剂都易引起瘙痒。有以下可能原因：

1. 皮肤神经敏感性增强 特应性皮炎患者 P 物质（substance P）等神经递质水平增高，可以直接刺激肥大细胞脱颗粒，激活角质形成细胞、朗格汉斯细胞、淋巴细胞参与炎症反应。IL-4、IL-13、IL-31 等刺激神经芽生。

2. 细胞存在环核苷酸代谢异常 磷酸二酯酶活性增高，当遇到外界刺激，如肾上腺素、前列腺素 E2 等刺激时，cAMP 水平不能正常升高，造成肥大细胞及嗜碱性粒细胞更易脱颗粒，释放炎症介质。cAMP 对抑制炎症及免疫非常重要，水平低会引发炎症及异常免疫反应。

（四）皮肤屏障功能障碍

皮肤屏障功能障碍表现为皮肤干燥、瘙痒，皮肤感染、刺激及过敏机会增加。特应性皮炎患者皮肤屏障功能障碍的原因有以下几个方面：

1. 聚丝蛋白（FLG）、兜甲蛋白、角蛋白 1 和 10 等分化相关蛋白等基因突变 FLG 是角质形成细胞主要结构蛋白，在角质层分解为天然保湿因子。功能障碍则皮肤水合下降、pH 升高、皮肤通透性增加及微生物防御功能降低。本病 FLG 突变率为 18％～48％，因此不是发病的必要条件。

2. 免疫异常 很多细胞因子会导致皮肤屏障功能障碍，比如 Th2（IL-4、IL-13）、Th22、Th1 细胞因子抑制 FLG 合成，Th2 细胞因子抑制抗菌肽合成，IL-17、IL-22 上调 S100A 导致角质形成细胞异常分化增殖，IL-31、组胺诱导瘙痒-搔抓循环，TNF-α 和 IL-33 也抑制角质形成细胞表达 FLG 等。

3. 蛋白酶异常　内源性蛋白酶受蛋白酶抑制剂调控，通过蛋白酶激活受体（protease-activated receptor，PAR）起作用。本病内源性蛋白酶表达异常增高，抑制剂缺陷，加剧角质桥粒分解。

4. 脂类异常　皮脂腺数目少，体积小，分泌能力较正常人低。2 型炎症及金黄色葡萄球菌可以在 FLG 正常的患者中引发脂类合成及代谢酶异常，导致神经酰胺（ceramide）、游离脂肪酸降低。

5. 恶性循环　由于遗传或环境性皮肤屏障功能障碍，致角质层 pH 升高，随之激活丝氨酸皮肤缓激肽蛋白酶（serine skin kallikrein protease，KLK）过早裂解角质桥粒，继续破坏皮肤屏障；激活 IL-1α、IL-1β 诱导炎症；激活 PAR，抑制板层小体分泌，减少神经酰胺合成，破坏皮肤脂类，同时产生胸腺基质淋巴细胞生成素（thymic stromal lymphopoietin，TSLP），诱导 2 型炎症。

（五）外部因素

外部因素包括环境干燥、寒冷，不合理洗浴、护肤等人为破坏脂膜、损伤角质层，皮肤微生物如皮肤金黄色葡萄球菌定植增加等。碱性浴液或皂类可以升高皮肤 pH，提高蛋白酶的活性，过早裂解角质桥粒；尘螨、蟑螂、金黄色葡萄球菌含外源性蛋白酶，可以直接水解蛋白或通过激活 PAR 破坏皮肤屏障；搔抓、清洁刺激、干燥环境、污染、日晒通过加重炎症进而抑制角质形成细胞合成 FLG；金黄色葡萄球菌还通过其毒素的直接作用、超抗原反应和变态反应诱发或加重炎症。"卫生学说"认为卫生过度，尤其是儿童期接触寄生虫、细菌或病毒少，可能是本病随着工业化和城市化增加而患病率增加的原因。季节因素，如环境过冷或过热、干燥及日晒等均可加重本病。食物或吸入物过敏与本病的复发和加重有一定的关系。

八、疾病负担

本病不是单纯皮肤病，不仅剧烈瘙痒、影响睡眠，严重降低生活质量，给家庭和社会造成巨大经济负担，还有其他疾病风险及相关负担：

1. 特应性进程（atopic march）　指特应性皮炎患者以后会逐渐出现呼

吸道过敏等其他过敏性疾病。约有 1/3 的特应性皮炎患者以后会出现哮喘，2/3 的患者出现过敏性鼻炎；也可以发生食物过敏；也有先出现呼吸道过敏，然后出现特应性皮炎者。

2. 共病　特应性皮炎容易并发心脏病、高血压、肥胖、抑郁、自闭症、斑秃、白癜风、荨麻疹等。

3. 淋巴瘤、鳞状细胞癌、基底细胞癌的风险性增加　淋巴瘤风险增加可能与局部外用糖皮质激素的时间有关。

4. 髋骨、骨盆、脊柱和腕部骨折的风险性增加　此风险与疾病严重程度有关，严重程度越高，风险性越高。风险与患者年龄、性别、是否合并哮喘和是否口服糖皮质激素无关。

九、诊断

诊断标准非常多，目前世界上很多国家（包括中国）和地区均制订了多个诊断标准。由于诊断标准类似于综合征诊断，造成了疾病非常强的异质性。诊断标准不统一加剧了这种情况。目前国内外公认的金标准是由 Hanifin 和 Rajka 在 1980 年制定的特应性皮炎诊断标准（表 4-1）。另一个广为采用的是英国特应性皮炎协作组 1994 年制定的 Williams 诊断标准（表 4-2）。

表 4-1　Hanifin 和 Rajka 特应性皮炎诊断标准

基本特征
1. 瘙痒；
2. 典型的皮损形态和分布：成人屈侧苔藓化或条状表现，婴儿和儿童面部及伸侧受累；
3. 慢性或慢性复发性皮炎；
4. 个人或家族遗传过敏史（包括哮喘、过敏性鼻炎和特应性皮炎）。

次要特征
1. 干皮症；
2. 鱼鳞病 / 掌纹症 / 毛周角化症；
3. 即刻型（Ⅰ型）皮试反应；
4. 血清 IgE 增高；
5. 早年发病；
6. 皮肤感染倾向（特别是金黄色葡萄球菌和单纯疱疹）/ 损伤的细胞中介免疫；
7. 非特异性手足皮炎倾向；

8. 乳头湿疹；

9. 唇炎；

10. 复发性结合膜炎；

11. 旦尼-莫根（Dennie-Morgan）眶下褶痕；

12. 锥形角膜；

13. 前囊下白内障；

14. 眶周黑晕；

15. 苍白脸 / 面部皮炎；

16. 白色糠疹；

17. 颈前皱褶；

18. 出汗时瘙痒；

19. 对羊毛敏感；

20. 毛周隆起；

21. 对饮食敏感；

22. 病程受环境或情绪因素影响；

23. 白色划痕 / 延迟发白。

当患者符合基本特征中 3 项或 3 项以上加次要特征中任何 3 项或 3 项以上，即可诊断特应性皮炎。

表 4-2　Williams 特应性皮炎诊断标准

必要条件
具有皮肤瘙痒症状（或家长叙述患儿有搔抓、摩擦皮肤病史）。

辅助条件
1. 发病年龄小于 2 岁（4 岁以下儿童不适用）；
2. 屈侧部位皮肤如肘窝、腘窝、踝前、颈周皮肤受累史（10 岁以下儿童包括面颊部）；
3. 最近 1 年有全身皮肤干燥史；
4. 个人有其他特应性病史（或 4 岁以下儿童的一级亲属有特应性病史）；
5. 可辨认的屈侧皮炎（或 4 岁以下儿童额部 / 面颊）和肢体伸侧皮炎。

具备必要条件，同时至少满足 3 个辅助条件时，可以诊断。

　　其他诊断标准详见本丛书《特应性皮炎的诊断与治疗》分册。

　　在当前缺乏国际公认的诊断标准，也没有特异性生物学标志物的情况下，临床医生可以参照任何发表的标准进行诊断。为防止出现纠纷，最好注明所使用的诊断标准。

十、鉴别诊断

需要排除疥疮、湿疹、脂溢性皮炎、变应性接触性皮炎、鱼鳞病、银屑病、嗜酸性粒细胞增多性皮炎、淋巴瘤、免疫缺陷相关性湿疹，以及少见代谢性缺陷如苯丙酮尿症、生物素反应性多发性羧化酶缺乏症等。

（一）疥疮

疥疮聚集发病，指缝间及腕部屈侧、腋窝部位散在丘疹、脱屑以及阴部疥疮结节。通过以上特征可以协助诊断。

（二）湿疹

临床表现符合湿疹但是不符合任何特异性皮炎诊断标准。

（三）婴儿脂溢性皮炎

一般累及头面部、腋部及尿布区，一般在生后 1 个月内明显，表现为红斑及油性屑，可持续数周至数月，多在半岁左右自愈。面部皮损累及面中部口鼻周围，与特应性皮炎容易鉴别。

（四）变应性接触性皮炎

早期湿疹样皮损仅见于变应原接触部位，但是慢性反复发作者可类似特应性皮炎，要注意鉴别。

（五）鱼鳞病

鱼鳞病也可以表现为皮肤干燥，但其典型皮损为鱼鳞状屑，有家族史，无特应性皮炎特点。

（六）银屑病

典型皮损容易鉴别，但是银屑病如果由于搔抓、外用药刺激等因素可以湿疹化，导致鉴别困难。特应性皮炎反复发作也可以出现银屑病样损害。详细询问病史及体格检查发现典型皮损可以鉴别。必要时行组织病理学检查。

（七）嗜酸性粒细胞增多性皮炎

嗜酸性粒细胞增多性皮炎的临床表现符合特应性皮炎诊断标准时，可以诊断为特应性皮炎。

（八）淋巴瘤

淋巴瘤可以出现特应性皮炎表现，但早期皮损边界更清楚，后期出现结节、斑块、肿瘤，可以协助鉴别。

（九）免疫缺陷相关性湿疹（仅举几例，余详见本丛书《特应性皮炎的诊断与治疗》分册）

1. Wiskolt-Aldrich 综合征　是一种性染色体隐性遗传病，主要累及男性。T 淋巴细胞缺乏 CD43 分子，不能与细胞黏附分子结合而影响 T 细胞的活化。临床表现为难治性湿疹皮炎及血清高 IgE。发病早，生后 2 个月内发病，外周血血小板低，可出现紫癜、血便、血尿、黑便。

2. Netherton 综合征　为常染色体隐性遗传病，致病基因为 *SPINK5*，在生后 2 岁内发生红皮病或出现多环状、匐行性、线性鱼鳞病样皮疹以及湿疹表现，类似于特应性皮炎。可出现血清 IgE 升高、哮喘、荨麻疹、食物过敏等。可伴有毛发异常及脱发，表现头发、眉毛和睫毛有短、脆、无光、扭曲、套叠、结节状。

3. Job 综合征　又称为高 IgE 复发感染综合征。可能与记忆 T 淋巴细胞（CD45RO）数目低有关。中性粒细胞及单核细胞趋化功能低下。婴儿期始发皮肤及呼吸道反复感染、特应性皮炎样皮疹及血清高 IgE。外周血嗜酸性粒细胞增多。皮肤感染可出现脓肿，但红、肿、热、痛轻。

十一、严重程度评价

严重程度评价可以分为医师客观评价及患者主观评价两个方面。

（一）客观评价

1. 特应性皮炎严重程度评分（SCORing Atopic Dermatitis，SCORAD）

轻度，SCORAD＜25；中度，SCORAD 25～50；重度，SCORAD＞50（总分 103 分）。

2. 湿疹面积及严重程度指数（Eczema Area and Severity Index，EASI）轻度＜ 7，中度 7～21，重度＞ 21（总分 72）。

3. 研究者整体评估法（investigator's global assessment，IGA） 0＝清除，无湿疹体征；1＝几乎清除，只有刚可察觉的红斑；2＝轻度皮损，轻度红斑，轻度丘疹／浸润或水肿；3＝中度皮损，中度红斑，中度丘疹／浸润或水肿；4＝重度皮损，重度红斑，重度丘疹／浸润或水肿；5＝非常严重的皮损，重度红斑，重度丘疹／浸润或水肿伴渗出、结痂。

（二）主观评价

1. 瘙痒数字评分法（numerical rating scale，NRS）**和视觉模拟评分法**（visual analogue scale，VAS） 评分的范围是 0～10 分，轻度 0～3 分，中度 4～6 分，重度 7～10 分；

2. 患者湿疹评分（patient-oriented eczema measure，POEM） 轻度 3～7，中度 8～16，重度＞ 17。

十二、治疗

（一）医学指导

告知患者本病虽然病程长、容易反复发作，可以严重影响生活质量，但是并不影响生命。如果能够积极配合治疗，主动避免可能诱因或者诱发因素，完全可以控制症状。要告知患者可能的治疗方法，药物副作用等。使患者避免精神紧张，提高信心，放松心情。在衣食住行诸方面注意：

1. 穿宽松的纯棉衣物，不穿羊毛或化纤衣物 贴身衣物最好不带颜色，不带金属饰物。新衣服要先洗后穿，以去除甲醛等织物处理剂，洗衣物要多次漂洗以去除肥皂、洗衣粉、香料等残留。

2. 均衡营养 多食水果、蔬菜，忌辛辣食物及已知过敏和不耐受的食物。

3. 室内温湿度应适宜 调整居室内相对湿度为 50%～60%，既要避免干燥也要避免潮湿；温度维持在 18 ～ 22℃，避免突然温度变化。对猫毛或狗毛、尘螨、甲醛、香精、花粉过敏者要远离相应过敏原。

4. 合理安排工作休息 避免过度紧张。适当休息、加强户外活动，疾病缓解期多晒太阳补充维生素 D。避免过度出汗及过热。避免搔抓，可剪短指甲以减少搔抓损伤。合理洗浴，洗澡隔日一次或每日一次，以淋浴为佳；水温不可太热，建议在 32 ～ 37℃；时间要短，5 ～ 10 min 即可；洗浴时勿剧烈搓擦皮肤。皮损严重时不用洗涤用品，平时也要用中性或偏酸性、刺激性小的洗涤用品。浴后用纯棉毛巾将皮肤轻轻"蘸"干，并涂抹保温剂，如凡士林。注意勿洗浴过度造成皮肤干燥。

（二）局部治疗

1. 保湿剂 如 10％～ 20％尿素软膏、甘油、凡士林等或适合敏感和干燥皮肤的功效性保湿润肤剂作为基础治疗以缓解皮肤干燥、修复皮肤屏障功能。

2. 糖皮质激素 依然是最常用有效的外用药，一般初治时应根据皮损性质选用强度足够的制剂，如肥厚性皮损需使用强效制剂，非常轻的皮损使用弱效制剂，其他使用中效制剂，以求在数天内（急性及亚急性 1 周，慢性 2 周）明显控制炎症。皮损变干，红斑充血明显减退，此时可以在使用原糖皮质激素的基础上加用非激素类药再用 3 ～ 5 天，然后停用激素，使用非激素类药维持治疗。如有反复，则重复上述过程。使用强效激素显效后，也可换用中效至弱效激素，直至不用糖皮质激素。躯干四肢肥厚性皮损选用强效制剂，其他可以选中效外用激素；面部、颈部、阴部及皱褶部位非肥厚性皮损选用弱效外用激素，避免应用强效激素。儿童非肥厚性皮损使用弱效激素或短期内使用中效激素。注意皮肤萎缩、毛细血管扩张、色素改变、白内障、青光眼等副作用。

3. 钙调神经磷酸酶（calcineurin）抑制剂 包括 1％和 0.03％他克莫司软膏及 1％吡美莫司乳膏。前者适用于 2 岁及以上中重度患者，后者适用于轻中度患者。

4. 磷酸二酯酶 -4（PDE-4）抑制剂 2％克立硼罗软膏，可以上调 cAMP 水平，抑制炎症，适用于 2 岁及以上轻度至中度特应性皮炎患者。

5. 中药制剂　如青鹏软膏、除湿止痒软膏、冰黄肤乐乳膏也有疗效。适用于轻中度特应性皮炎患者。有时需配合激素使用。

6. 外用抗生素　如莫匹罗星、夫西地酸、新霉素等，适合疑有细菌感染时使用。

7. 其他　如炉甘石洗剂、氧化锌制剂等，也可以选用。

（三）系统用药

1. 内用抗组胺类药物与肥大细胞膜稳定剂　如氯雷他定、西替利嗪、奥洛他定等可以缓解瘙痒及红斑充血。首选二代非镇静性抗组胺药。瘙痒剧烈难以睡眠者可以短期（不超过 1 周）使用一代抗组胺药。

2. 中药制剂　如润燥止痒胶囊、复方甘草酸苷、雷公藤制剂等，用于局部治疗控制不佳的患者。注意事项见本书第 3 章。

3. 糖皮质激素　一般不系统应用。对应用其他药物治疗过程中急性恶化的患者，可以短期口服或注射糖皮质激素治疗，并逐渐减量，以避免反跳。

4. 免疫抑制剂　仅在常规治疗无效的重度患者选择使用。如环孢素（cyclosporine）3 ～ 5 mg/（kg·d）口服或 100 mg 每日 2 次，详见第 3 章。在没有其他选择、确保安全的情况下，可以使用如甲氨蝶呤 2 ～ 5 mg 每日 3 次，每周 1 天或静脉给药每周 1 次，每次 10 ～ 15 mg。硫唑嘌呤 1 ～ 5 mg/（kg·d），一般每日 100 mg，连服数月，必须密切观察不良反应。

5. 生物制剂　度普利尤单抗（Dupilumab）是白细胞介素 4（IL-4）/13 受体 α 链的全人源单克隆抗体，是直接针对 2 型炎症关键分子 IL-4/ IL-13 的靶向治疗即精准治疗药物。本药适用于 6 个月及以上儿童、青少年及成人中重度 AD。有研究显示治疗 16 周后 EASI-50 患者比例为 80%，EASI-75 患者比例为 69%。

6. JAK 抑制剂　作用于细胞因子下游 JAK 通路，可以阻断多种参与免疫应答和炎症因子的信号传递。阿布昔替尼、乌帕替尼等临床研究显示了较好疗效。详见第 3 章。

7. 大剂量免疫球蛋白静脉输注 0.2 ～ 0.4 g/（kg·d）。

（四）物理治疗

紫外线治疗包括窄谱 UVB（310～315 nm）照射、高剂量 UVA（340～400 nm）照射及 UVA/UVB 照射对特应性皮炎均具有较好的疗效。12 岁以下儿童不推荐使用。

（五）分级阶梯治疗

1. 基础治疗　适用于所有患者，包括合理安排衣食住行、避免诱因及加重因素、合理使用保湿剂。

2. 轻度患者　根据皮损性质选择弱效或中效外用糖皮质激素，也可以选用钙调磷酸酶抑制剂或 PDE-4 抑制剂，每天 2 次，症状控制后，采用主动维持治疗（长疗程间歇疗法，每周 2 天）3～6 个月。

3. 中重度患者　根据皮损选择中效至强效外用糖皮质激素、JAK 抑制剂，控制后使用钙调磷酸酶抑制剂或 PDE-4 抑制剂维持治疗 3～6 个月。根据情况也可以采用湿包或光疗。系统治疗可以采用度普利尤单抗等生物制剂，或复方甘草酸苷等中药或中药提取物，以及 JAK 抑制剂、免疫抑制剂等。

推荐阅读　Fishbein AB，Silverberg JI，Wilson EJ，et al. Update on Atopic Dermatitis：Diagnosis，Severity Assessment，and Treatment Selection. J Allergy Clin Immunol Pract，2020，8（1）：91-101.

十三、预后

随年龄增加，症状会逐渐减轻，但也有相当多的患者持续不愈或遗留限局性湿疹，如手部湿疹。

一般无生命危险，但是剧烈瘙痒会严重影响患者及其家庭成员的生活质量，影响学习及工作能力。严重并发症，如疱疹性湿疹、红皮病、严重细菌感染（如金黄色葡萄球菌或化脓性链球菌感染）、食物变态反应，可以危及生命。30% 婴幼儿发展为哮喘。

本病复发率高，我们 2008 年随访 3 年显示复发率达 93%。

推荐阅读　Li LF，Liu G，Wang J. Prognosis of unclassified eczema：a follow-up study. Arch Dermatol，2008，144（2）：160-164.

第 3 节　疱疹性湿疹

一、定义

疱疹性湿疹（eczema herpeticum）系由单纯疱疹病毒原发感染（也可以再发感染）引起，在湿疹皮损处出现有脐凹的水疱，并迅速扩展至其他部位，呈泛发性水疱。疱疹性湿疹又名 Kaposi 水痘样疹（Kaposi varicelliform eruption），由 Kaposi 于 1887 年最早报告，也可以由柯萨奇（Coxsackie）病毒 A16 或痘苗（vaccinia）病毒引起。

二、发病情况

本病少见。好发人群为皮肤损伤或炎症患者如特应性皮炎、接触性皮炎、天疱疮、Darier 病、毛发红糠疹、Hailey-Hailey 病、皮肤淋巴瘤、脂溢性皮炎、Wiskott-Aldrich 综合征、先天性鱼鳞病性红皮病、皮肤烧伤、自体皮肤移植以及皮肤磨削术后等。

三、发病机制

发病机制尚不完全明确。皮肤屏障功能障碍，尤其是抗菌肽卡特里西丁（cathelicidin）水平降低；2 型炎症、特应性病史、过敏史等相关的微生物易感性增高的因素。紧密连接蛋白 claudin-1 基因突变、IL-10 水平降低、IL-17 水平高也增加感染风险。局部或系统应用糖皮质激素及免疫制剂是常见风险因素之一。

四、临床特点

在原有皮肤病的基础上，突然出现簇集扁平水疱、血疱或脓疱、糜烂，伴疼痛、瘙痒。水疱呈脐凹状，可以发展为多发性边缘锐利的糜烂。2～6 周后结痂干燥。愈后可能遗留瘢痕。

五、系统表现

系统表现可以有发热、淋巴结肿大及全身不适。

六、诊断

有接触单纯疱疹患者史；由动物痘病毒引起的类似损害，可以提供动物接触史；根据典型临床表现诊断。

七、辅助检查

1. Tzanck 涂片：用 15 号手术刀片挑开疱顶，于疱底刮出疱基底物，涂于载玻片上，热固定后用甲苯胺蓝染色，阳性者见棘层松解性气球样变及锯齿状多核巨细胞。

2. 荧光抗体标记的疱疹病毒直接免疫荧光阳性，数小时可以获得结果。

3. 疱疹病毒培养，阳性可以确诊，但需时间较长，至少 48 h。

4. 病毒 PCR 检测。

八、治疗

可使用核苷类似物（nucleoside analogs，NA）抗病毒治疗，多使用阿昔洛韦，成人重症患者 15 mg/（kg·d），分 3 次静点，至少 5 天；儿童 25 mg/（kg·d），分 5 次静点，疗程 5～10 天。轻症可以口服 0.4 g/ 次，一日 5 次，疗程 5～10 天；也可口服伐昔洛韦 0.3～0.5 g/ 次，每日 2 次；或泛昔洛韦 0.25 g/ 次，每日 3 次，疗程 5～10 天。

九、专科会诊

有皮肤外其他器官损害时，需要请相应专科医生会诊。

十、预后

可能引起病毒性肝炎、病毒性角膜炎、继发细菌感染、败血症及瘢痕等。严重者可以伴发脑炎及其他内脏损害。可以致死。

十一、预防

危险人群（有单纯疱疹史者或接触史者）预防性抗病毒治疗可以使用阿昔洛韦 0.4 g/ 次，每日 2 次；或泛昔洛韦 0.5 ～ 1.0 g/ 次，每日 1 次，连续用药 5 天。

第4节　接触性皮炎

一、定义

接触性皮炎（contact dermatitis）又称为环境与职业性皮炎（environmental and occupational dermatitis），是由外界物质接触皮肤造成的一系列皮肤炎症反应。

二、分类

接触性皮炎分为 6 类。

（一）皮肤刺激

皮肤刺激（cutaneous irritation）是外界物质通过非免疫机制或非过敏机制引起的接触性皮炎，又称为原发性刺激（primary irritation）、刺激性接触性皮炎（irritant contact dermatitis）或刺激性皮炎（irritant dermatitis）（详见本章第 7 节）。

（二）变应性接触性皮炎

变应性接触性皮炎（allergic contact dermatitis）即一般所指的接触性皮炎，是由接触变应原引起的迟发型超敏反应。临床多表现为湿疹样皮损，但多形性红斑样、扁平苔藓样皮损及色素改变等均可以发生（详见本章第 5 节）。

（三）速发型接触性反应

速发型接触性反应（immediate contact reaction）指皮肤接触某些化学物质后数分钟至数小时内发生的皮肤反应，代表性疾病为接触性荨麻疹和蛋白质接触性皮炎。临床表现为一过性潮红、红斑、风团及湿疹样改变等，去除接触物后炎症反应可以在 24 h 内消退。发病机制可以是变态反应，也可以是非免疫性机制（详见本章第 8 节）。

（四）光接触性皮炎

光接触性皮炎（photo-contact dermatitis）包括光毒性及光变态反应（phototoxic and photoallergic reactions），又称为光敏感（photosensitivity）。指皮肤接触或全身吸收某种化学物质后，再照光所引起的皮肤反应。其中由免疫性机制引起的反应称为光变态反应，由非免疫性机制引起的反应称为光毒性反应（详见本章第 9 节）。

（五）系统性接触性反应

系统性接触性反应（systemic contact reaction）又称为系统性接触性皮炎（systemic contact dermatitis）指对某种变应原接触致敏后，再全身吸收该变应原引起的皮肤反应。可表现为泛发性湿疹、汗疱疹、血管炎等。发病机制为变态反应（详见本章第 6 节）。

（六）非湿疹样接触性反应

非湿疹样接触性反应（noneczematous contact reaction）指表现为非湿疹样的接触性皮炎，如毛囊炎样、剥脱性皮炎样、扁平苔藓样、多型性红斑样、紫癜样反应等。有的机制为变态反应，有的机制不明。

三、辅助检查

斑贴试验是诊断变应性接触性皮炎和筛查接触变应原最经典、可靠的方法。其他方法详见第 2 章及本丛书《接触性皮炎的诊断与治疗》分册。

四、诊断

主要诊断依据：

1.有接触史：皮疹在接触某种物质后发生，一般与接触部位一致，但也可以泛发。

2. 如果皮损边界清楚，形状特别，往往提示为接触性皮炎，但病史长者往往不典型。

3. 最好进一步分类诊断为各个亚型，变应性接触性皮炎斑贴试验阳性。

五、鉴别诊断

本病须与以下疾病鉴别：

（一）各类湿疹

特应性皮炎临床表现往往与接触性皮炎无法区别，详细采集病史、斑贴试验及随访观察是鉴别的关键，尤其是随访非常重要。特应性皮炎有典型的皮损分布及不同年龄阶段的特征性表现；脂溢性皮炎皮损见于脂溢部位，一般无渗出；汗疱疹有明显季节性，斑贴试验无相关性。

（二）浅部真菌病

浅部真菌病皮损边界清楚，边缘呈弧形或环状，真菌检查阳性。

（三）其他非湿疹类疾病

其他非湿疹类疾病如银屑病样皮炎，多形红斑样发疹等，表现类似于不典型的银屑病、多形红斑。

六、治疗

（一）去除病因

仔细查找并避免患者工作及生活环境中可能的接触物，对患者要进行耐心全面地解释和指导，告知其接触物的可能分布、可能的交叉反应以及影响因素等。帮助患者建立一个低风险度的环境，比如戴手套、涂防护霜、使用工具，甚至调换工作等。

（二）保护皮肤屏障

即使在炎症很轻的皮炎，皮肤屏障功能已经受到破坏，应使用无刺激、保护性的保湿剂及外用药物。如果有感染，局部应用抗感染药物。避免一切可能的加重因素。

（三）外用治疗

急性皮损（包括水疱渗出等）可用生理盐水、硼酸、Burow 液（次醋酸铝）或 1∶10 000 高锰酸钾液湿敷。轻度无水疱渗出者可外用糖皮质激素。亚急性接触性皮炎的治疗主要是外用中效糖皮质激素。慢性接触性皮炎治疗主要外用强效糖皮质激素。慢性皲裂性损害还可以用糖皮质激素或焦油等封包或湿包治疗。

（四）系统药物治疗

对于泛发的（超过 30％体表面积）或严重水肿的变应性接触性皮炎，严重面部受累或多形红斑样发疹等需要系统用糖皮质激素，一般使用 2 ～ 3 周，症状明显消退后停用。轻度接触性皮炎，口服抗组胺药即可。严重者也可以使用雷公藤多苷。但是切记，接触性皮炎的首要治疗是去除病因。如果不能找到并去除病因，任何强烈的治疗都是得不偿失的。

（五）物理治疗

有些病例，可以试用 PUVA 疗法或窄波紫外线治疗。

第 5 节　变应性接触性皮炎

一、定义

变应性接触性皮炎（allergic contact dermatitis）是由接触化学物质引起的皮肤迟发型超敏反应。引起变应性接触性皮炎的化学物质称为接触变应原（contact allergen）。

二、发病情况

非常常见，但具体患病率缺乏系统研究。在行斑贴试验的湿疹皮炎类皮肤病中，约 30％存在接触性致敏。一般人群中手部变应性接触性皮炎患病率可达 1.2%。在欧美国家，约有 10% 的女性及 2%～4% 的男性对镍过敏。10 年前的调查显示我国大学生中镍过敏者约 8%。

三、好发人群

发病率无种族差异，任何年龄均可发病，女性尤为多见。

四、家族史

有些患者有家族史或特应性病史。

五、临床特点

皮炎通常发生在接触部位，表现为湿疹样，轻者为边界清楚的淡红斑、稍有水肿，表面可以有针尖至粟粒大小的丘疹。重者红斑、肿胀明显，在此基础上出现水疱甚至大疱，可以发生糜烂、渗液和结痂。皮损消退过程中出现脱屑。继发感染可以出现脓疱、脓性分泌物和脓痂。组织疏松部位，如眼睑、口唇、外生殖器部位的变应性接触性皮炎，可以表现为边界不清的弥漫性肿胀，皮纹消失，颇似血管性水肿。自觉症状一般为瘙痒，也可有烧灼感或痛感。少数还可出现面色苍白、发热、恶心等全身症状。急性皮炎在变应原去除后，一般在数日（1～2 周）内痊愈，但如果持续接触变应原，则皮损反复发作会转为慢性、肥厚性损害，迁延难愈；或转变为特应性皮炎样表现，出现血清总 IgE 升高，变应原特异性 IgE 阳性等现象。

六、发展过程

变应性接触性皮炎的发展过程可以分为 3 个阶段：

（一）限局性皮炎

皮炎只发生在变应原与皮肤接触部位。皮损形状与接触物一致，如膏药引起的皮炎常常呈方形；植物接触性皮炎常呈线状等。

（二）皮损沿着淋巴管向临近皮肤扩展

皮炎反复发生后，皮损可以超出接触部位，在周围出现皮损，这是接触变应原沿着淋巴管扩散的结果。

（三）泛发性湿疹

皮炎反复发生后，接触变应原可以通过血液播散引起泛发性皮损；也可以通过内服全身吸收造成系统性接触性皮炎（详见本章第 6 节）。

七、可能病因和发病机制

本病系由敏感者接触变应原引起。接触变应原多是小分子化学物质，分子量小于 500 道尔顿。目前国际上已经报告了 4000 多种接触变应原。理论上任何接触皮肤的物质均可以引发过敏，只不过变应原性有强弱之分。染发剂中的对苯二胺、抗组胺药和漆树中的漆酚均是强变应原，在多数接触者均可以发病。其他弱变应原则须在易感者长期反复接触后致敏。发病机制分为三期：

（一）致敏期

变应原接触皮肤后进入表皮，被皮肤内的抗原呈递细胞——朗格汉斯细胞摄取、内吞、加工后携带到区域淋巴结，在淋巴结副皮质区激活 T 淋巴细胞。从初次接触变应原到变应原能够刺激特异性 T 淋巴细胞活化，这个过程需 3 天，甚至更长时间，这个过程称为致敏期或诱导期。活化的 T 淋巴细胞即效应细胞及记忆 T 细胞进入血液，到达其他组织，包括皮肤。

（二）激发期

致敏者再遇到相应变应原，朗格汉斯细胞和效应 T 淋巴细胞在局部与变应原相遇，产生多种淋巴因子和趋化因子，吸引多种炎症细胞到组织局部，造成皮肤炎症。这个过程叫变应性接触性皮炎的激发期。湿疹样的反应通常在接触变应原后数小时即可以出现，多在 48 h 后达到高峰。接触致敏的风险因素包括皮肤损伤，如戴穿透式耳环是引起金属过敏的常见原因。

（三）消退期

致敏者如果脱离了变应原，则原有的变应原通过机体吸收代谢以及渗出、脱屑等途径排出体外，炎症反应可以自己消退。一般单次接触变应原引发的皮炎可以在 7 ～ 10 天内自行消退。

八、辅助检查

斑贴试验往往可以发现意想不到的接触变应原；真菌检查可以辅助排除浅部真菌病，尤其是手足癣的鉴别。皮肤病理有时用于鉴别银屑病。

九、组织病理表现

急性期表皮海绵水肿，真皮浅层血管扩张、充血、乳头水肿，胶原纤维纤细，浅层血管周围中度致密混合类型细胞浸润，包括淋巴细胞、组织细胞，偶见嗜酸性粒细胞及浆细胞。重症者表皮内水疱形成，可出现血疱；继发感染可在真皮浅层及疱液内出现中性粒细胞浸润。表皮角质层外有结痂，浆液性痂为均一、红染的物质，脓疱为脓痂。

亚急性期表皮仍可见海绵水肿，出现棘层肥厚，表皮突增宽延长，角化不全及痂屑，真皮乳头增厚，胶原纤维变粗、红染。

慢性期表皮银屑病样增生，出现角化亢进及角化不全；真皮乳头增厚，胶原纤维粗厚红染，与表皮垂直。瘙痒搔抓越剧烈，胶原纤维粗厚越明显。表皮内的海绵水肿轻或缺如。

十、诊断和鉴别诊断

依据临床表现诊断。斑贴试验是病因诊断的关键。但是斑贴试验阳性反应是否是皮炎的原因，必须通过病史询问及随访才能确定，只有接触该变应原后出现皮炎，避免接触后皮炎消退才能诊断。否则只能说患者存在对该变应原的致敏，但不是此次皮炎的原因。

各类湿疹皮炎均需要与接触性皮炎鉴别，其他鉴别诊断包括手足癣、银屑病、皮肤淋巴瘤等。

十一、治疗

必须去除病因，否则不能避免复发。水疱、糜烂、渗出性皮损可以使用生理盐水、硼酸溶液、呋喃西林或依沙吖啶（利凡诺）液湿敷。无渗出皮损者，使用糖皮质激素乳膏或其他抗炎乳膏。面颈及皱褶部位可以使用钙调磷酸酶抑制剂。口服抗组胺药止痒。

重症急性变应性接触性皮炎（如泛发性皮炎、重度染发皮炎、毒葛皮炎）需要系统应用糖皮质激素，如泼尼松初始剂量为 40 ～ 60 mg，使用至少 2 周后，减至 30 mg/d，1 周后停药。也可以使用曲安奈德注射液 40 mg 或复方倍他米松 1 ～ 2 mg 肌内注射 1 次。

慢性损害反复不愈时可以使用补骨脂素光化学疗法（psoralen plus ultraviolet-A light therapy，PUVA）或免疫抑制剂，前提是必须去除病因。

十二、预后

本病可以严重影响生活质量和劳动能力，但多不危及生命。不查找病因，反复系统使用糖皮质激素及免疫抑制剂治疗可以造成严重不良反应。局部长期使用糖皮质激素也会出现皮肤萎缩、多毛、毛细血管扩张等副作用。早诊断、早治疗可以提高治愈率，慢性者治愈率低。

十三、预防

明确变应原，彻底避免接触变应原。

推荐阅读 Li LF，Liu G，Wang J. Prevalence and 1-year outcome of facial allergic contact dermatitis in patients patch tested in a university hospital. Contact Dermatitis，2007，57：187-190.

第 6 节　系统性接触性皮炎

一、定义

接触性致敏的个体在食入或通过其他途径全身吸收敏感变应原后产生的全身性反应称为系统性接触性皮炎（systemic contact dermatitis），或系统性接触性反应（systemic contact reaction），又称为接触性皮炎综合征（contact dermatitis syndrome）。

二、发病情况

发病情况不详。

三、临床特点

自觉不同程度瘙痒，可以非常剧烈。皮疹可以分为以下几型：

1. 汗疱疹样发疹 皮肤损害类似于汗疱疹，但季节性不明显。

2. 泛发性湿疹 如庆大霉素接触过敏者，在肌内注射庆大霉素后可以发生泛发性湿疹。

3. 狒狒综合征（the baboon syndrome） 以臀部及生殖器周围边界清楚的红斑，同时在肘窝、腋部、眼睑及颈侧对称的湿疹样改变为特征，可以并发发疹样皮疹。

4. 血管炎 镍敏感个体，全身吸收镍后可以在背部、臀部、股部出现环状抓痕样损害，病理改变证实为浅表血管炎。秘鲁香脂也可以引起紫癜样血管炎。

5. 斑贴试验导致原有部位皮炎复发。

6. 肢体屈侧或皱褶部位皮炎。

7. 发疹性皮疹、中毒性红斑、多形红斑、红皮病、过敏性休克等多种。

四、系统表现

系统表现可出现头痛、乏力、恶心、呕吐、腹泻、外周血中性粒细胞升高等。

五、可能病因

接触致敏后，局部接触变应原系统吸收经血源播散至全身或食入敏感变应原造成的反应疹。常由金属镍、铬、钴，防腐剂，药物，植物，化妆品或香精等引起。

六、诊断

常用诊断方法为斑贴试验。必要时行口服激发试验。如对于常规斑贴试验阴性的汗疱疹样皮疹患者，可采用富含镍、铬、钴食物做口服激发试验。

七、鉴别诊断

对称性药物相关性间擦部和屈侧疹（symmetrical drug related intertriginous and flexural exanthema，SDRIFE）系首次或数次系统暴露某个药物变应原所致，并排除了其接触过敏史。暴露后数小时至数天出现狒狒综合征，没有系统症状。预后良好。

八、治疗

须明确病因，采用低变应原饮食。详见镍、铬、钴皮炎相关章节。

九、预后

预后不良，多数反复发作。严重者可以致死。

参考阅读　Liu J，Li LF. Symmetrical drug-related intertriginous and flexural exanthema/baboon syndrome induced by traditional Chinese medicine. J Cosmet Dermatol，2022，21（5）：2200-2204.

第 7 节　刺激性接触性皮炎

一、定义

刺激性接触性皮炎（irritant contact dermatitis）又称为刺激性皮炎（irritant dermatitis）或皮肤刺激（cutaneous irritation），是外界物质通过非免疫机制引起接触性皮炎，又称为原发性刺激（primary irritation）。引起刺激性皮炎的物质称为接触刺激原（contact irritant）。

二、发病情况

本病非常常见。经常接触水的湿性工作及特应性体质者易发，如德国研究发现理发工作者年发病率为 469/100 000。

三、好发人群

本病在女性中多见，可能与女性多从事湿性工作有关。任何年龄均可以发生。

四、家族史

有家族及特应性病史者容易发病。

五、临床特点

皮损表现多样，从轻微的红斑、干燥性脱屑到水疱、大疱、脓疱、溃疡、坏死及肥厚角化皲裂性损害均可以发生。但具体到某位患者的皮疹形态多单一，如仅表现为红斑或脓疱。

1. 急性接触性皮炎 接触史明确，发病急，皮损可以在接触后数分钟、数小时或 24 h 左右发生，皮损局限于接触部位，边界清楚。局部表现以疼痛、烧灼感为主，也可瘙痒。多无全身症状。

2. 急性创伤性刺激性皮炎 接触史明确，起病急，皮损表现类似钱币状皮炎，经常误诊为"盘状湿疹"，如过度洗浴或泡温泉者引起的泛发性盘状湿疹样皮炎。

3. 迟发性刺激性皮炎 接触刺激物数日后发生，发病过程及临床表现类似于变应性接触性皮炎。

4. 慢性累积性接触性皮炎 缓慢进展，初期常不为人所注意，如理发师、家庭主妇、汽车修理工等手部反复接触水、洗涤剂等多种刺激物后逐渐发病。表现为肥厚角化皮损，水疱少或无。

5. 主观刺激性反应 见于接触某些物质后局部疼痛或瘙痒，但无皮疹；多见于中青年女性，不耐受化妆品者，又称化妆品不耐受。

6. 化学烧伤 起病急，有接触酸、碱、盐等腐蚀性物质历史，局部疼痛、烧灼感或瘙痒，表现为红斑、充血、风团样改变、坏死、水疱、脓疱、溃疡、结痂。

六、可能病因

本病系由接触刺激原通过非变态反应机制引起的皮肤炎症。因为无需致敏，单次接触后即可发生反应，没有致敏期。强刺激原可以在所有接触者发生反应。因此，刺激性皮炎在同一工作场所或同一家庭中往往多数人发病。接触刺激原通过破坏皮肤屏障、直接损伤组织细胞或激活组织细胞释放细胞因子等炎症因子造成皮肤炎症。

常见引起皮肤屏障破坏的刺激原有水、洗浴用品和有机溶剂。家务劳动长期反复接触水及洗涤剂是手部湿疹的常见病因。水、洗涤剂尤其是碱性强的洗浴、洗涤用品可以直接造成皮肤脱脂，皮肤屏障功能破坏。有机溶剂如酒精、丙酮等是引起皮肤脱脂，皮肤屏障功能破坏的另一常见原因。

许多刺激原，如植物毛刺、粗糙衣物、玻璃纤维等可以通过直接损伤组织细胞来直接损伤皮肤。

刺激原除上述作用外，还可以激活组织细胞，产生多种细胞因子及炎症因子，吸引多种细胞介导炎症反应，因此无论从细胞因子水平，还是组织细胞类型，均可以与变应性接触性皮炎类似。

日晒、机械损伤、环境干燥或潮湿等均可以激活皮肤细胞，使刺激性接触性皮炎的易感性增加。

发生刺激性接触性皮炎后，皮肤屏障功能可能需要数月才能恢复。

七、诊断

根据临床表现诊断，仔细询问病史，明确患者相关刺激原接触史是诊断的关键。斑贴试验阴性或虽然有阳性结果，但是无临床相关性。

八、鉴别诊断

须鉴别变应性接触性皮炎、特应性皮炎、乏脂性湿疹、浅部真菌病、念珠菌病、间擦疹和其他湿疹等。有时皮损与变应性接触性皮炎无法区别。可以明确区别于变态反应的皮损有以下特点：

1. 边界极端清楚的红斑；

2. 表皮干燥起皱；

3. 脓疱；

4. 溃疡；

5. 坏死。

九、治疗

1. 去除病因 轻度皮炎去除病因后可以自愈。

2. 中重度皮炎需要治疗者根据皮损选择合适的外用药物 如干燥脱屑者可以使用保湿剂；水疱渗出者湿敷；脓液、脓疱抗菌治疗，详见第 4 章第 1 节湿疹的治疗。注意糖皮质激素和钙调磷酸酶抑制剂不是首选，可以在其他治疗无效时使用。

十、预后

去除病因可以自愈。不能去除病因者，皮炎长期发作，容易继发接触过敏、皮肤细菌感染、神经性皮炎、色素改变和瘢痕等。

第 8 节 速发型接触性反应

一、定义

速发型接触性反应（immediate contact reaction）指皮肤接触某种物质后在数分钟至 1 h 内发生的皮肤炎症性反应，并在 1 天内，通常在几小时内消退。

二、发病情况

本病常见，具体患病率不详。

三、好发人群

所有人均可以发生。特应性体质者易发。

四、临床特点

本病表现为瘙痒或疼痛性红斑、丘疹或风团反应，在接触外界物质后数分钟至数小时内发生，并在 24 h 内消退。分为以下几型：

1.接触性荨麻疹 指接触某种物质后发生的风团反应，详见第 5 章第 1 节。

2.蛋白质接触性皮炎 系由接触蛋白质类物质如奶、肉、蛋等引起的接触性皮炎，但有速发速退的特点。

3.特应性接触性皮炎 系发生在特应性体质者的速发型接触性反应。

4.接触性荨麻疹综合征 指接触性荨麻疹伴发全身症状，如呼吸困难、喘憋、过敏性休克等，有生命危险。详见第 5 章第 1 节。

五、系统表现

多无系统表现。非免疫性复发性接触性反应一般不会发生全身反应。过敏性免疫性速发型接触性反应反复发生后可以发生全身反应，甚至过敏性休克。过敏性速发型接触性反应从局部反应到过敏性休克样反应一般有 3 个阶段：

1. 局部接触性反应。表现为局部红斑、风团、瘙痒。
2. 局部接触后出现泛发性红斑、风团、瘙痒。
3. 接触性荨麻疹综合征，表现为过敏性休克反应。

六、可能病因

引起此型反应的物质多数是大分子蛋白质，如动植物蛋白、食物、化妆品等。可以通过 I 型变态反应（速发型超敏反应）引发皮炎，患者血清中可以检测到变应原特异性 IgE 抗体。也可以通过非变态反应机制引发此反应，比如食入苹果、西瓜、马铃薯、胡萝卜等食物，可引起咽喉、唇、舌的刺痛、痒、或水肿、声嘶等。

　　天然橡胶如乳胶手套等天然乳胶制品曾经是变应性接触性荨麻疹的重要原因。蔬菜水果如胡萝卜、莴苣以及奶酪、海鲜都有引起速发型接触性反应的报告。药物包括青霉素、阿莫西林、头孢类抗生素等，动物包括动物的皮屑、皮毛、尿液、唾液、乳汁等以及饲料，植物如仙人掌、常春藤类，金属如镍、铜、铂、钴，以及农药、杀虫剂等，也可导致本病。

七、辅助检查

　　可疑变应原皮内试验、应用试验、体外试验等多用于Ⅰ型变态反应的检测。

八、诊断

　　根据临床表现和辅助检查诊断本病。注意鉴别其他湿疹皮炎、荨麻疹。

九、治疗

　　首先去除病因。轻度过敏者使用抗组胺药对症治疗，重症患者可以使用糖皮质激素。对于非免疫性机制引起的接触性荨麻疹，口服或外用阿司匹林及非甾体抗炎药可以通过抑制前列腺素而抑制接触性荨麻疹。

十、预后

　　一般不会影响生命，但接触性荨麻疹综合征有生命危险。

十一、预防

　　必须明确病因及发病机制。对于免疫性机制即变态反应机制引起的速发型接触性反应，必须严格避免再接触可疑致病物质，否则有生命危险。

第 9 节 光接触性皮炎

一、定义

光接触性皮炎（photocontact dermatitis）指皮肤接触某种化合物后，再经日光或人工光源照射所引起的皮炎，其中由非免疫性机制引起的皮炎称作光毒性接触性皮炎（phototoxic contact dermatitis），由免疫性机制引发的皮炎称为光变应性接触性皮炎（photoallergic contact dermatitis）。

二、发病情况

本病常见，具体患病率不详。

三、好发人群

光毒性接触性皮炎与刺激性皮炎类似，所有人均好发；光变应性接触性皮炎仅在少数敏感者发病。

四、家族史

本病可以有家族史。

五、临床特点

皮疹主要分布在光暴露部位，如面部、双耳、颈前 V 字区、双上肢伸侧袖口以下、手背部或双小腿及足背光暴露部位。光遮盖部位，如耳后、眉弓、鼻唇沟、颏下等处无皮损。但是具体发病部位与接触过敏物在皮肤表面的分布有关。

光毒性接触性皮炎的临床表现似严重的日晒伤，皮疹主要为痛性红斑，常发生脱屑及色素沉着。严重者红斑基础上可以发生大疱。

光变应性接触性皮炎的临床表现同变应性接触性皮炎，也可以表现为非湿疹样接触性皮炎。

六、可能病因

引起光毒性接触性皮炎的物质称为光毒性物质，包括以下几类：

（一）光毒性植物

光毒性植物的光敏物为补骨脂素，可以引起：

1. 植物光毒性接触性皮炎（phytophototoxic contact dermatitis） 又称为大疱性线性皮炎或草地皮炎（dermatitis bullosa striata pratensis），常由于植物枝叶划过皮肤或坐卧草地后皮肤接触植物汁液而发生，典型皮炎呈线状，常发生大疱，遗留色素沉着。许多植物如伞形科植物当归、芹菜、胡萝卜等均含补骨脂素。

2. 点斑状皮炎（berloque dermatitis） 又称为香水皮炎，由香水中的补骨脂素-薄荷油（bergamot oil）引起，常在香水喷洒处及使用化妆品部位出现皮炎。

（二）煤焦油或其衍生物

煤焦油或其衍生物如木榴油，常在筑路工人皮肤光暴露区引发刺痛及红斑、色素沉着。

（三）光毒性药物

光毒性药物可以引起以下症状：

1. 光线性甲分离（photoonycholysis） 系内服四环素或补骨脂素等药物后，暴露于日光或紫外线引起的甲分离。

2. 苔藓样发疹（lichenoid eruption） 可由奎宁、奎尼丁、羟氯喹等药物引起，表现为光暴露部位扁平苔藓，组织病理与扁平苔藓类似。

3. 假性卟啉症（pseudoporphyria） 临床表现类似于迟发性皮肤卟啉症，如皮肤脆性增加、水疱等。组织病理同迟发性皮肤卟啉症，但检查卟啉无异常。常见引起的药物有 NSAIDs 类药物萘普生（naproxen）、布洛芬，以及四环素、伊曲替酯等。

4. 兰灰色色素沉着 表现为光暴露部位的兰灰色色素沉着。心血管药物胺碘酮、三环类抗抑郁药丙米嗪（米帕明）有类似反应的报告。

光变应性接触性皮炎的发病机制是迟发型超敏反应，致病物质称作光变应原。常见光变应原包括防晒剂、外用消毒杀菌剂、香精等。

七、辅助检查

辅助检查多采用光斑贴试验。光变应性接触性皮炎患者试验阳性。

八、诊断

根据临床表现和光斑贴试验进行诊断，长期随访非常重要。

九、治疗

治疗首先应去除病因。最好用物理方法防晒。使用的防晒衣物对着日光看一下，完全不透光方可。光毒性接触性皮炎患者可局部使用保湿剂对症治疗，怀疑感染时使用抗菌药物。光变应性接触性皮炎治疗同变应性接触性皮炎。

十、预后

多数患者停止接触光毒性物质或光变应原后皮炎可以消退，但也有少数患者发展为慢性皮炎。

第 10 节 气源性接触性皮炎

一、定义

气源性接触性皮炎（airborne contact dermatitis）是由于皮肤接触飘浮于空气中的飞沫、粉尘或纤维以及挥发性化学物质所引起的皮肤炎症。

二、发病情况

本病不少见，具体患病率尚缺乏研究。

三、好发人群

本病好发于接触气源性物质机会多的人群，职业性接触是重要风险因素，男女均好发。

四、家族史

本病可以有家族史。

五、临床特点

临床表现可以分为 3 类：

1. 气源性刺激性皮炎（airborne irritation dermatitis） 是由挥发性化学物质或粉尘所引起的刺激性皮炎。本病多见于皮肤外露部位，如面部、颈部、眼睑、双上肢等，也可以在腰部、腋部等粉尘或漂浮物容易存留的部位发生皮损，表现为湿疹样伴脱屑。职业性接触多在工作时发病，休假时缓解。引起本病的物质有：挥发性物质，如酸、碱、氨、清洗剂、甲醛、工业溶剂、不含碳纸张、环氧树脂；粉末，如铝、金属氧化物、清洁剂、水泥、无水硅化钙；颗粒，如锯末、羊毛、塑料、植物颗粒、矿石颗粒等。药物、木材、橡胶、塑料、胶、漆、树脂、防腐剂等都有报告。

2. 机械性气源性接触性皮炎（mechanical airborne dermatitis） 由纤维性物质如玻璃纤维、石棉及谷物颗粒等机械性摩擦所致。

3. 变应性气源性接触性皮炎（allergic airborne dermatitis） 由挥发性化学物质，如树木挥发油、香料、药物等引起。通常发生在皮肤尘粒易存留的部位，如眼睑、颈部衣领下、前臂袖口以下或腿部。

六、诊断

本病的诊断主要依据临床表现，斑贴试验可以协助确定过敏原。

七、鉴别诊断

本病应与光敏感性皮炎鉴别。后者在眉弓、耳后、颏部等光遮盖区无皮损，可以鉴别。

八、治疗

治疗首先应去除病因。对症治疗同接触性皮炎。

九、预后

本病预后较好，多数患者停止接触致敏物质后皮炎可以消退，但也有少数患者复发。

第 11 节　染发皮炎

一、定义

染发皮炎（hair dye dermatitis）指由于染发目的接触染发剂所引起的变应性接触性皮炎，理发美发师皮炎不包括在内。

二、发病情况

本病常见。曾经报告泰国染发人群中染发过敏发病率为 2.7％。我国数据不详。

三、好发人群

本病好发于染发人群，男女均好发。

四、家族史

本病可有家族史。

五、临床特点

皮损在染发数日至数年后发生，一旦致敏，再次染发后可以在 1 ～ 2 天后发病。皮损可以分为 3 个阶段：

1. 早期 在发际边、耳轮及颈项部毛发接触部位出现轻度瘙痒及红斑，数日后可以自行消退。而头皮没有皮损。

2. 典型染发皮炎期 头面部肿胀明显，似血管性水肿，双目难以睁开，头皮水肿、渗出明显。

3. 泛发性湿疹 由于染发后洗浴导致变应原广泛分布至全身，造成播散性接触性皮炎或血源性吸收播散而引起。一般永久性染发剂在染发后 1 个月内均可以随洗发而少量脱落。

六、系统表现

本病多无系统表现。

七、可能病因

染发剂中主要变应原为对苯二胺，95％染发皮炎可能由对苯二胺引起，也可由存在于染发剂中的其他成分引起。

八、辅助检查

辅助检查多采用斑贴试验。

九、鉴别诊断

根据临床表现进行诊断。第 1 阶段染发皮炎注意鉴别光敏感，第 2 阶段染发皮炎注意鉴别其他原因的皮炎及血管性水肿，第 3 阶段染发皮炎注意鉴别泛发性湿疹。

十、治疗

停止使用含敏感变应原的染发剂。第 1 阶段染发皮炎可以仅外用药物治疗。第 2 和第 3 阶段染发皮炎需要系统应用糖皮质激素或免疫抑制剂。糖皮质激素初始剂量 30 ～ 60 mg/d，1 周后症状明显消退时减量，一般疗程为 3 周。

十一、预后

不治疗或反复发作的染发皮炎可以泛发，出现泛发性湿疹或红皮病。如果使用糖皮质激素疗程不足，如仅使用地塞米松 3 ～ 5 天，也可能在停用激素后 7 ～ 10 天左右出现皮损泛发。

十二、预防

使用不过敏的染发剂染发。目前还没有不含对苯二胺的永久染发剂，因此，如果对对苯二胺过敏，最好不再染发。

第 12 节　尿布皮炎

一、定义

尿布皮炎（diaper dermatitis）指发生于使用尿布者（婴幼儿或尿失禁成年人）尿布区的皮炎。

二、发病情况

本病常见。

三、可能病因

发病机制复杂，可以是由粪便中的蛋白酶、脂酶及细菌分解尿素造成皮肤 pH 升高等因素所引起的刺激性皮炎，也可以是对某些尿布中的成分过敏引起的变应性接触性皮炎。

四、临床特点

皮损局限于尿布区，皱褶处无皮损是其特点。

五、诊断

根据临床表现诊断。与间擦疹的区别在于后者皮肤皱褶部位皮损更明显。斑贴试验可以明确变应性接触性皮炎并找到过敏原。

六、治疗

去除病因，治疗同接触性皮炎。

第13节　植物接触性皮炎

一、定义

植物接触性皮炎（contact dermatitis due to plant）指接触植物的根、茎、叶、花、果汁液以及植物花粉或香精所致的接触性皮炎。

二、发病情况

本病不少见，具体患病率不明。

三、临床特点和可能机制

根据临床特点，植物接触性皮炎分为几类：

（一）刺激性接触性皮炎

刺激性接触性皮炎由植物毛刺或叶片直接刺破皮肤或植物的汁液刺激皮肤引起，皮损表现多样，但疹型往往单一，有的以红丘疹为主，有的以红斑为主，有的以干燥脱屑为主，红斑水肿及大疱性损害也常见。往往有痛感。

（二）变应性接触性皮炎

变应性接触性皮炎为典型的湿疹样改变，如漆树皮炎。漆树属植物包括芒果、野葛等，多有毒，含漆酚（urushiol），为高度变应原性油脂混合物。敏感者多在接触后48 h内发病，通常先在手指、指间、腕部、眼睑及其他接触部位出现明显瘙痒，继而出现红斑、水疱、大疱。皮损由于叶子或树枝划破或由于手接触后划至身上而呈典型的线状，眼睑多肿胀。由于手-身体传播，皮炎可以发生在会阴部，引起红肿或包皮肿胀。

（三）气源性接触性皮炎

植物的颗粒及挥发性化学物质可以造成气源性接触性皮炎。皮损主要分布于头、面、颈及胸前V字区。

（四）指端皮炎

某些植物可仅在手指指甲周围皮肤引起皮炎。如厨师及掐花师常在拇指、示指及中指引起皲裂、脱屑样皮损，称为郁金香指。

（五）速发型接触性反应

植物性食物可以通过速发型接触性反应在厨师手部引起蛋白质接触性皮炎或接触性荨麻疹。

（六）光毒性皮炎

许多植物含有光毒性物质如甲氧沙林（8-甲氧补骨脂素），可以产生光毒性皮炎。

（七）植物系统性接触性皮炎

植物系统性接触性皮炎也不少见，由于许多植物可以食用，而中草药作为药物增加了食入植物的机会。

四、诊断

根据临床表现进行诊断。斑贴试验、光斑贴试验、应用试验等有助于确定诊断。需要鉴别其他各类湿疹皮炎。

五、治疗

治疗同接触性皮炎。

第 14 节　衣物接触性皮炎

一、定义

衣物接触性皮炎即接触衣物、鞋袜所致的接触性皮炎（contact dermatitis due to clothing or footwear）。

二、发病情况

本病不少见，具体患病率不明。

三、临床特点

临床多表现为湿疹皮炎样损害，一般边界尚清，衣物接触不到的地方如皮肤皱褶部位、腋窝顶部及乳房下无皮损是其特点。但是，当大量出汗时，这些部位由于汗液浸渍，容易吸收过敏原而致病。衣服穿脱过程中也可以接触到这些部位。

四、可能病因和发病机制

（一）刺激性皮炎

本病可由衣物机械摩擦刺激或汗液刺激引起，衣物中未冲洗掉的洗涤剂及衣物染料、柔软剂等刺激也可引起，表现同刺激性皮炎。

（二）变应性接触性皮炎

本病可由衣物中的染料、润饰剂、柔软剂、松紧带及弹力衣物中的橡胶以及金属饰物中的镍等变应原引起。皮革中的铬及对苯二胺也是常见变应原。金属皮带扣及乳罩金属搭扣引起的接触性皮炎非常常见。表现同变应性接触性皮炎。

五、诊断

根据临床表现和斑贴试验结果诊断。

六、治疗

治疗同接触性皮炎。

第 15 节　镍皮炎

一、定义

镍皮炎是由接触含镍（nickle）物质导致的接触性皮炎。

二、发病情况

镍皮炎非常常见，国外镍敏感者在普通人群中可以高达 30%；而北京大学第三医院皮肤科调查我国大学生中镍过敏者达到 8%。

三、好发人群

戴穿透式首饰如耳环、鼻环者，女性及特应性体质者易发。

四、家族史

本病可以有家族史和特应性病史。

五、临床特点

本病皮损分为 3 期：

（一）初期

初期皮损主要在接触部位，如电镀工人的双手出现急性渗出性皮炎；金属皮带扣在脐周引发的盘状湿疹样皮炎；乳罩搭扣可在背部引发皮炎。

含镍的手饰如项链、耳环可分别在颈部、耳部引发皮炎；金属眼镜架在鼻背及颞部引发皮炎；放在裤兜内的金属钥匙可在腿部引起皮炎；含金属的劳动工具可在手部引发皮炎等。镍过敏者还可因偶尔口含金属发卡或铅笔上的金属环而引起唇炎。

（二）扩展期

扩展期皮损可以向临近皮肤扩展，表现为皮损扩大，这是由于变应原通过淋巴管扩散的结果。

（三）播散期

播散期表现为血源播散性皮炎。镍敏感者全身吸收镍可引起系统性接触性皮炎，表现为汗疱疹、泛发性湿疹等（详见系统性接触性皮炎）。食物来源的镍可引起特应性皮炎样湿疹、荨麻疹与血管性水肿，甚至过敏性休克样反应。很多医学器械及植入物、人工置换物多可能含有镍金属，也可以在远隔部位引发皮炎。

六、变应原来源

生产生活中的镍有以下来源：

1.电镀金属 多数镀铬的金属含镍。

2.不锈钢 不锈钢中也含有镍，但一般结合牢固，不易释出，但在酸碱或盐的存在下可释出。

3.金属饰物 如耳环、项链、发卡。

4.金属劳动工具

5.衣物 如金属纽扣、皮革扣、乳罩搭扣、金属拉链。

6.肥皂、洗涤剂

7.含镍食物 包括金属罐装食品、镀镍容器烹调的食物，以及鲱鱼、牡蛎、芦笋、豆类、蘑菇、洋葱、玉米、芹菜、西红柿、全谷物粉、梨、大黄、茶、可可、发酵粉等。

七、诊断

根据临床表现和斑贴试验进行诊断。

八、治疗

治疗同接触性皮炎。

九、预后

由于镍分布广泛，难以完全避免接触，皮炎可以反复发作，或出现系统性接触性皮炎。

十、预防

应避免皮肤长期接触含镍金属，尤其是戴穿透式耳环。

第 16 节　铬皮炎

一、定义

铬皮炎是由接触含铬（chromate）物质导致的变应性接触性皮炎。

二、临床特点

本病临床表现同变应性接触性皮炎。铬敏感个体食入铬可以造成手掌部位水疱性湿疹、全身泛发皮炎或原斑贴试验部位皮肤反应，甚至出现呕吐、腹痛或腹泻。

三、变应原来源

水泥是引起铬皮炎最常见的原因，容易表现为小腿湿疹，尤其是建筑工人的小腿和足部湿疹。此外铬还存在于皮革、防锈漆、木材防腐剂、木浆、木灰及火柴头中。致冷剂、机油、去油溶剂、染料、磁带、漂白剂、清洁剂、金属的电镀层、焊条、铸造沙、胶水中也含有铬。

含铬食物：食物中的铬主要来源于肉类，而在鱼及蔬菜中含量较少。

四、诊断

主要根据斑贴试验进行诊断。临床表现不能提示病因。

五、治疗

治疗同接触性皮炎。

第 17 节　汞皮炎

一、定义

汞皮炎是由接触含汞（mercury）制剂引起的接触性皮炎。

二、发病情况

发病情况尚不明确。

三、好发人群

所有接触含汞物品人群均好发。

四、临床特点

1. 变应性接触性皮炎，如我们研究发现在银屑病患者中，17.2％的患者对治疗药物氯化氨汞（白降汞）过敏；接触过敏者食入含汞中药或其他含汞制剂也可以引发系统性接触性皮炎。

2. 直接接触无机汞，即水银，如接触破碎血压表或温度计中的水银可以发生麻疹样红斑或猩红热样红斑，机制不明。

3.汞过敏者，吸入汞蒸气可以引起速发型免疫性接触性荨麻疹。

4.挥发的汞还可以引发气源性接触性皮炎。

5.非湿疹样接触性反应，如 Vena GA 等报道了 9 例外用含白降汞的药粉治疗体虱时，3 人发生了多形性红斑样接触性皮炎。

6.脓疱样发疹在国外也有报告，接触含镍、铜、汞、砷等盐类，可以引起一过性无菌性脓疱，机制不明。有人认为是刺激性反应，也有人认为是变应性反应。

7.可引起色素沉着和色素脱失。

五、变应原来源

汞制剂用于体温计及牙科汞合金的制造，存在于牙科填充剂银汞合金内，某些驱虫剂及中药中也含有汞。白降汞用来局部抗感染、治疗银屑病及皮肤增白。红汞主要用来抗菌。氯化汞存在于鞣化皮革制品中，是洗相加强剂及局部抗感染剂，可以引发气源性接触性皮炎。醋酸苯汞见于除草剂及杀真菌剂，还是抗生素眼药水、眼化妆品、洗头膏的防腐剂。硫柳汞用于疫苗、抗毒素、变应原皮试液、眼药水、隐形眼镜保存液及化妆产品（眼睛化妆品）的防腐，也见于外用兽医用药。

六、诊断

主要根据斑贴试验进行诊断。临床表现不能提示病因。

七、治疗

根据临床表现进行相应治疗。

第 18 节　钴皮炎

一、定义

钴皮炎是由接触含钴（cobalt）制剂引起的接触性皮炎。

二、发病情况

发病情况尚不明确。

三、好发人群

所有人群均好发。

四、临床特点

1. 变应性接触性皮炎　在接触部位出现皮炎。

2. 系统性接触性皮炎　我们曾遇见一位钴斑贴试验阳性的患者在一次食入大量杏后出现泛发性湿疹。

3. 非免疫性接触性荨麻疹

4. 气源性接触性皮炎

五、变应原来源

钴是人体必需微量元素之一，是维生素 B_{12} 分子的一部分。主要存在于合金中，以及磁铁、色素（如钴蓝用于染玻璃及陶器）内，还存于水泥及聚乙树脂中。除职业接触外，人们可以从首饰及衣物上的金属接触到钴。钴盐比较容易吸收。钴过敏通常与镍或铬过敏共存，单独过敏比较少见，对钴造成的系统性接触性皮炎研究不多。但由于其比镍、铬更易吸收，故其过敏的可能性不能排除。临床上也发现，镍-钴或铬-钴联合过敏的个体的手部湿疹较镍或铬单独过敏的预后更差。塑料中也含钴，可以引起接触部位的皮炎及系统性接触性皮炎。

含钴食物：富含钴的食物包括杏、豆类、啤酒、甜菜、卷心菜、丁香、可可、巧克力、咖啡、肝、坚果、茶和全谷物粉以及甲壳类食物。

六、诊断

主要根据斑贴试验进行诊断。临床表现不能提示病因。

七、治疗

根据临床表现进行相应治疗。

第 19 节　接触性唇炎

一、定义

接触性唇炎（contact cheilitis）指由唇部接触某些接触物造成的唇炎。

二、发病情况

发病情况尚不明确。

三、好发人群

青年男女均可发病。

四、临床特点

（一）刺激性接触性唇炎

本病由物理环境如风、光、冷刺激，机械性刺激如摩擦以及化学性刺激如酸、碱、盐等引起；也可由接触化妆品如口红，食物或含在口中的物质如口香糖以及某些习惯如舔唇或咬铅笔头等造成刺激性唇炎。过度舔唇、长时间反复舔唇，唾液干燥以后皮肤脱水，引起的唇炎也是一种刺激性唇炎。

1. 单纯型唇炎（cheilitis simplex）　又称唇皲裂（chapped lips）、常见性唇炎（common cheilitis）及干燥性唇炎（cheilitis sicca），系舔唇造成皮肤脂膜脱失、皮肤脱水加上唾液中酶的消化作用共同致病。表现为唇部干燥、脱屑、裂隙，但是没有明显红肿炎症。

2. 口角炎（angular cheilitis）　发生在口角的红斑、裂隙、脱屑及结痂损害，与皮肤唾液刺激、白念珠菌感染、维生素 B 族缺乏、糖尿病等因素有关。特应性皮炎儿童容易发生，且易并发金黄色葡萄球菌感染。

3. 人工性唇炎（factitial cheilitis） 指具有强迫症状的个体不断搔抓、撕掉表皮等行为造成的唇炎。

4. 剥脱性唇炎（exfoliative cheilitis） 表现为唇部明显红肿基础上脱屑，类似剥脱性皮炎。发病原因与干燥性唇炎类似，只是炎症更加明显。

（二）变应性接触性唇炎

接触某些变应原如唇膏、食物、叼在嘴上的物质等造成的变应性接触性皮炎。口红、橡胶、皮革物品、指甲油、金属、外用药等是常见的变应原来源。

（三）光接触性唇炎

本病系接触某些光敏感物质再经光照引发的唇炎，多见于下唇。

五、诊断

根据临床表现进行诊断，必要时行斑贴试验及回避试验。

六、鉴别诊断

本病须与以下疾病鉴别：

（一）光化性或日光性唇炎（actinic or solar cheilitis）

本病系长期慢性日光照射所造成的一种癌前或者恶性病变，常见于在日光下工作的人群，比如海员、农民、建筑工人。白种人或者其他肤色浅的人患病风险更高。本病表现为唇部肥厚、浸润、脱屑、色素减退，但无疼痛。通过组织病理学检查可以鉴别。

（二）浆细胞性唇炎（plasma cell cheilitis）

病因不明。表现为唇部边界清楚的扁平或微隆起的糜烂、溃疡或斑块，一般没有症状。组织病理学可见大量浆细胞浸润。

（三）肉芽肿性唇炎（granulomatous cheilitis）

一般表现为上唇反复肿胀，长期发作后肥大。表皮没有明显的炎症和脱屑。自觉麻木、异物感。

（四）腺性唇炎（glandular cheilitis）

多见于下唇，表现为弥漫性肿胀，触之有小颗粒，为增大的腺体。挤压有黏液。继发感染则为脓液。自我感觉有麻木、肿胀感。

（五）伴发于其他疾病的唇炎

还须与伴发重症多形红斑、口服维甲酸造成的唇炎等相鉴别。

七、治疗

刺激性接触性唇炎多数仅表现为干燥、脱屑，而炎症（红斑、肿胀）不明显，此时使用温和无刺激的保湿剂即可奏效，根据情况可以加用外用抗菌剂。不推荐长期使用糖皮质激素和钙调磷酸酶抑制剂。因为如果病因不去除，长期应用糖皮质激素可以加重皮肤屏障的破坏，疾病更难以痊愈。避免唇部接触刺激物，如舔唇。食用刺激性食物如辛辣食物、水果时应该将食物直接送入口中，不接触唇部。变应性接触性唇炎的治疗有赖于找到变应原和脱离变应原。当唇部有明显的红斑肿胀时，则需要外用抗炎药物，如糖皮质激素或钙调磷酸酶抑制剂等。

推荐阅读 Lugović-Mihić L，Pilipović K，Crnarić I，et al. Differential Diagnosis of Cheilitis-How to Classify Cheilitis? Acta Clin Croat，2018，57（2）：342-351.

第20节　橡胶皮炎

一、定义

橡胶皮炎指接触含有橡胶（rubber）物品造成的皮炎。

二、发病情况

常见，具体患病率不详。橡胶制品在生产生活环境中非常常见，因此橡胶过敏不容忽视。根据国外 2016 年报告，全球医疗卫生工作人员、患者及普通人群橡胶过敏的患病率分别为 9.7％、7.2％和 4.3％。

三、好发人群

本病好发于经常接触橡胶制品的人群，如医务工作者、兽医、橡胶生产加工工作人员及各类患者更容易发病。

四、临床特点

（一）橡胶变应性接触性皮炎（allergic contact dermatitis due to rubber chemicals）

引发接触性皮炎的橡胶成分主要是橡胶添加剂，如橡胶促进剂 1，3- 二苯胍，N，N′- 二苯基胍（diphenylguanidine）。在接触部位出现皮炎，如对内衣松紧带中的橡胶过敏可以出现特征性的皮炎模式，即在腰周、腿根部发生皮炎。乳胶手套引起的手背部湿疹更为常见。弹力衣物可以引起接触部位广泛皮炎。游泳镜、鞋中的橡胶可以引起面部或足部接触性皮炎。口腔科医师的乳胶手套可能引起敏感患者的面部皮炎等。

（二）速发型接触性反应

速发型接触性反应由橡胶乳蛋白引起。以接触性荨麻疹为主要表现，除局部风团反应外，还有全身性反应，如橡胶乳蛋白过敏性休克。有报告一位对橡胶乳蛋白过敏的老人，在手术前尿道插管时，发生了过敏性休克。对乳胶手套及阴道振荡器中的橡胶过敏而产生过敏性休克也有报告。橡胶乳蛋白与香蕉、菠萝等热带水果会产生交叉反应，在食入这些水果时可能会产生接触性荨麻疹综合征（contact urticaria syndrome）。

（三）色素性紫癜样发疹（pigmented purpuric eruption）

色素性紫癜样发疹通常表现为无症状性紫癜性斑疹，无前驱瘙痒或红斑，紫癜逐渐变为棕黄色，然后消失，机制不明。引起本症的物质包括橡胶以及存在于橡胶衣物、胶皮鞋、胶皮潜水衣、弹力短裤、胶化绷带及弹力乳罩中的橡胶添加剂可以在接触部位引起本病。

（四）色素性接触性皮炎

色素性接触性皮炎通常表现为在橡胶制品接触部位反复发生色素沉着。

五、变应原来源

橡胶制品是常见变应原之一。天然橡胶是由热带橡胶树分泌的一种白色乳状汁液。天然橡胶要加入添加剂如防腐剂、促进剂、硬化剂等化合物才能用于橡胶制品制造。目前很多橡胶制品是人工合成橡胶，主要过敏原是添加剂。生产生活中的橡胶制品非常多，如奶嘴、乳胶手套、避孕套、各种橡胶插管、胶皮轮胎、松紧带、弹力衣物、胶皮鞋等。

六、诊断

诊断主要靠临床表现，斑贴试验可以帮助确定橡胶变应原。

七、治疗

可以根据临床表现进行相应对症治疗。根治的办法是明确过敏原，换用不含敏感过敏原的替代品。例如，对橡胶促进剂过敏的人可以使用不含橡胶促进剂的橡胶制品。

推荐阅读 Wu M，McIntosh J，Liu J. Current prevalence rate of latex allergy：Why it remains a problem？ J Occup Health，2016，58（2）：138-144.

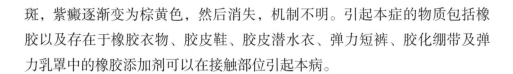

第 21 节　黏合剂皮炎

一、定义

黏合剂皮炎指接触含黏合剂（adhesive）的物品造成的皮炎。

二、发病情况

常见，具体患病率不详。

三、好发人群

经常接触含黏合剂物品的人群。

四、临床特点

1. 接触部位发生变应性接触性皮炎。

2. 挥发后可以引发气源性接触性皮炎。

五、变应原来源

黏合剂又称"胶黏剂"，俗称"胶"，是具有良好黏合能力的物质，分为无机胶与有机胶。无机胶如水玻璃等。有机胶都是高分子化合物，如来自各种动植物的天然高分子化合物和许多合成树胶，如糊精、橡胶、环氧树脂、酚醛树脂等，广泛应用于工业、交通、建筑等部门及日常生活中，可黏合金属、玻璃、木材等材料。黏合剂按黏料的化学成分分类包括：①热塑性黏合剂：含纤维素酯、烯类聚合物（聚乙酸乙烯酯、聚乙烯醇、过氯乙烯、聚异丁烯等）、聚酯、聚醚、聚酰胺、聚丙烯酸酯、α-氰基丙烯酸酯、聚乙烯醇缩醛、乙烯-乙酸乙烯酯共聚物等；②热固性黏合剂：含环氧树脂、酚醛树脂、脲醛树脂、三聚氰-甲醛树脂、有机硅树脂、呋喃树脂、不饱和聚酯、丙烯酸树脂、聚酰亚胺、聚苯并咪唑、酚醛-聚乙烯醇缩醛、酚醛-聚酰胺、酚醛-环氧树脂、环氧-聚酰胺等；③合成橡胶型黏合剂：含氯丁橡胶、丁苯橡胶、丁基橡胶、丁钠橡胶、异戊橡胶、聚硫橡胶、聚氨酯橡胶、氯磺化聚乙烯弹性体、硅橡胶等；④橡胶树脂剂：含酚醛-丁腈胶、酚醛-氯丁胶、酚醛-聚氨酯胶、环氧-丁腈胶、环氧-聚硫胶等。

美甲过程中使用的丙烯酸酯（acrylate）可以引发变应性接触性皮炎，表现为甲沟炎、指腹皮炎或手指皮炎，也可以在面部尤其是眼睑或者是上

157

肢引发皮炎。丙烯酸酯也用于口腔科治疗器械、睫毛或毛发化妆品以及其他医疗器械，因此在上述医疗操作或者化妆品使用过程中，也会在接触部位出现皮炎。

在各种医用硬膏、胶布及黏合性绷带材料中，主要变应原为松香，其中的防腐剂也可以引起过敏。

六、诊断

诊断主要依据斑贴试验，临床表现不能提示具体变应原。

七、治疗

根据临床表现进行相应治疗。

第 22 节　合成树脂皮炎

一、定义

合成树脂皮炎指接触含合成树脂（synthetic resin）的物品造成的皮炎。

二、发病情况

本病常见，具体患病率不详。

三、好发人群

本病好发于经常接触合成树脂制品的人群。

四、临床特点

本病的临床特点可以分成两大类：

1. 接触部位的变应性接触性皮炎；

2. 挥发后造成的气源性接触性皮炎。

五、变应原来源

合成树脂包括酚醛树脂、环氧树脂、聚酯树脂、氨基树脂、有机硅、聚烯烃等，主要用于制造塑料。为便于加工和改善性能，常添加其他化学物质，有时也直接用于加工成形，故常是塑料的同义语。合成树脂还是制造合成纤维、涂料、黏合剂、绝缘材料等的基础原料，可以引起直接接触部位的皮炎，也可以挥发后引起气源性接触性皮炎。

六、诊断

诊断主要依据斑贴试验，临床表现不能提示病因。

七、治疗

根据临床表现进行相应治疗。

第23节　化妆品皮炎

一、定义

化妆品皮炎指由于使用化妆品（cosmetics）造成的皮炎。

二、发病情况

常见，具体患病率不详。1979年，英国消费者协会调查了1022个使用化妆品的人，结果85人（8.3%）对化妆品有过反应。1988年荷兰一项研究调查了982个美容院的顾客，发现254人（26%）有过化妆品不良反应。我国在做了斑贴试验的湿疹皮炎患者中，化妆品过敏的比例高达50%（内部资料）。

三、好发人群

本病好发于经常使用化妆品的人群。

四、临床特点

（一）接触部位的刺激性皮炎

接触部位的刺激性皮炎特点是皮疹局限在使用化妆品的部位，主要表现为疼痛或烧灼感。皮疹一般为干燥性红斑、细屑，但也可发生水疱、渗液。因为不需致敏，所以往往在初次使用化妆品后即发生反应，这种情况多见于劣质化妆品。合格的化妆品往往刺激性很低，多是长期反复不恰当应用后，比如每天使用次数太多，才会发生反应。

（二）变应性接触性皮炎

变应性接触性皮炎仅发生在少数对化妆品中某一成分过敏的患者。由于需要致敏后才发生反应，因此，临床上许多患者在发生皮肤反应以前往往有相当长一段时间，可能几天甚至几年使用该化妆品无反应。

（三）色素性化妆品皮炎

面部长期使用某些化妆品后，在面部发生网状或弥漫性棕灰色色素沉着斑。经过组织病理及斑贴试验证明了该色素斑是由化妆品中某些成分过敏引起的，故称为色素性化妆品皮炎（pigmented cosmetic dermatitis）。组织病理改变为基底细胞液化变性，色素失禁以及真皮浅层稀疏或密集淋巴细胞浸润。胭脂、口红和粉底中的染料以及防腐剂可能是变应原。

（四）接触部位色素脱失

接触部位色素脱失多由不恰当使用祛斑或增白化妆引起。

（五）脱发或发质改变

脱发或发质改变表现为毛发色黄、质松脆以及毛发分叉等。

（六）光敏感

光敏感也不少见。如香水皮炎系由于某些香水中含有植物成分甲氧补骨脂素，这是一种光毒性物质，接触皮肤后再经紫外线照射，可引发皮肤红斑及水疱大疱。还有许多物质是光过敏原。近年因防晒剂的广泛应用，防晒剂本身的光敏感反应也逐渐增多。

（七）接触性荨麻疹

接触性荨麻疹系在使用某些化妆品后数分钟出现的皮肤反应，包括局部瘙痒或刺痛、烧灼感、皮肤发红或出现风团。一般在 24 h 内消退。已报告乙醇、橡胶乳、染发剂、对苯二胺、漂白剂等可引起此类反应。

（八）系统性接触性皮炎

系统性接触性皮炎系局部外用化妆品过敏后，再食入或吸入该过敏成分而引起的一种全身湿疹或发疹样改变。主要是由于食品或饮料中的某些防腐剂与化妆品中的防腐剂相同所致。

（九）化妆品不耐受

化妆品不耐受系敏感肌肤，患者在使用化妆品后出现疼痛、瘙痒等症状，但检查皮肤无异常，多见于皮肤白嫩的女性。

（十）气源性接触性皮炎

化妆品成分如香料、松香挥发后可以造成气源性接触性皮炎。

五、变应原来源

凡用于人体皮肤表面为清洁、美化、增加魅力、改变体表形态、纠正体表气味或起保护功能的物质均属于化妆品。化妆品包括：①清洁剂：如洗面奶、肥皂、香波、牙膏、浴液等；②调色剂：如眼影、口红、指甲油、染发剂、胭脂等；③定型剂：如头发定型液；④芳香剂：如香水、除臭剂等；⑤防晒剂：如防晒霜、防晒油等；⑥营养保护剂：如润肤霜、营养霜等；⑦功效化妆品：如除汗剂、祛斑霜等。

重要变应原包括：香料（化妆品皮炎患者中香料斑贴试验阳性率可达 7.0%～29.5%），对苯二胺（染发皮炎患者中对苯二胺的斑贴试验阳性率高达 97.4%），防腐剂如异丙基噻唑啉酮（isothiazolinone）、甲醛（formaldehyde）、甲醛释放剂（formaldehyde donors）、对苯类

（parabens）等，乳化剂（如羊毛脂及其衍生物等），以及其他如防晒剂、抗氧化剂、抗菌剂等功效组分。

六、诊断

主要根据病史、临床表现以及斑贴试验、应用试验进行诊断。色素性化妆品皮炎的斑贴试验结果为迟发相反应，应判读至斑贴试验后 1 个月左右，以观察有无迟发性色素沉着。诊断化妆品皮炎应该满足以下条件：

1. 发病前有明确接触化妆品史；

2. 皮损与化妆品接触部位一致，表现为湿疹皮炎样以及其他上述临床表现；发病过程符合上述特点；

3. 停用化妆品症状减轻或消失；

4. 再接触症状重新出现；

5. 可疑化妆品原物斑贴试验或应用试验阳性，或可疑化妆品成分斑贴试验阳性。

6. 排除其他类似皮肤病。

七、治疗

根据临床表现进行相应治疗。

八、预防

化妆品皮炎预防的一般原则同一般接触性皮炎。在化妆品标签上标明成分是预防化妆品皮炎的关键。发生过化妆品皮炎的患者，在明确查出了可能的过敏原后，应注意避免使用含过敏原物质的化妆品。

推荐阅读　De Groot AC. Cosmetics and skin care products. //Rycroft RJG. Textbook of Contact Dermatitis. Berlin：Springer-Verlag，1992，459-472.

第 24 节　防腐剂皮炎

一、定义

防腐剂皮炎指接触含防腐剂（preservative）的物品造成的皮炎。

二、发病情况

本病常见，具体患病率不详。

三、好发人群

本病好发于经常使用含防腐剂物品的人群。

四、临床特点

1. 接触部位的接触性皮炎。
2. 食入造成的系统性接触性皮炎。
3. 防腐剂挥发造成的气源性接触性皮炎。

五、变应原来源

防腐剂是指加入到食品、药品、颜料、生物标本等中用于防腐，延迟微生物生长或化学变化引起的腐败的天然或合成的化学物质。防腐剂广泛应用于化妆品、食品、药品、木材、胶、漆等多个领域。通常可分为四类：

1. 有机酸及其盐类　苯酚、甲酚、氯甲酚、麝香草酚、羟苯酯类、苯甲酸及其盐类、山梨酸及其盐类、硼酸及其盐类、丙酸、脱氢醋酸、甲醛、戊二醛等。

2. 中性化合物类　苯甲醇、苯乙醇、三氯叔丁醇、氯仿、氯己定、氯己定碘、聚维酮碘、挥发油等。

3. 有机汞类　硫柳汞、醋酸苯汞、硝酸苯汞、硝甲酚汞等。

4. 季胺化合物类　氯化苯甲烃铵、氯化十六烷基吡啶、溴化十六烷铵、度米芬等。常见引起接触性皮炎的防腐剂包括甲醛及其制剂、对苯类、抗菌剂等。

六、诊断

主要根据病史、临床表现和斑贴试验进行诊断。

七、治疗

根据临床表现进行相应治疗。

八、预防

尽量减少使用添加防腐剂的食品、药品及化妆品。发生皮炎后要尽量明确自己敏感的防腐剂，避免继续使用。我国目前已经要求在食品、药品及化妆品标签上标明所有成分，消费者要充分利用这些信息。

第 25 节　药物接触性皮炎

一、定义

药物接触性皮炎指接触外用药物造成的接触性皮炎。

二、发病情况

本病常见，如李林峰等在北京大学第三医院皮肤科 1992—1995 年统计，对疑为接触性皮炎而做斑贴试验的患者中，32.2％为药物接触性皮炎（内部资料）。使用外用药物人群中具体患病率不详。

三、好发人群

本病好发于经常使用外用药物的人群。

四、临床特点

1. 接触部位的刺激性皮炎 接触部位的刺激性皮炎多为急性，往往在初次用药后很快发生，有明显的红斑、水肿、水疱、大疱、易继发感染而出现脓疱。如外用某些新鲜中草药而导致的皮炎。有人为治疗关节痛而使用新鲜草药局部外擦，在使用后第二天就发生了明显的红肿水疱。高浓度维甲酸所致的面部皮炎表现为红斑、脱屑。外用药物刺激性皮炎多数具有初次用药后很快发生，多数使用者均可发生反应，痛感明显，停药后很快恢复的特点。但也有的刺激性皮炎是慢性累积的结果，出现慢性刺激性皮炎，较难鉴别，如外用低浓度水杨酸所致的皮炎。

2. 变应性接触性皮炎 变应性接触性皮炎可表现为原正常皮肤上出现皮炎，如使用麝香虎骨膏、风湿油或正红花油治疗关节扭伤所致的接触性皮炎；也可以表现为原有的皮炎加重，如用赛庚啶霜治疗面部皮炎所出现的急性接触性皮炎；还可以在原有其他皮肤病的基础上出现新的皮炎，如用达克宁霜治疗足癣所致的皮炎。糖皮质激素所致的接触性皮炎比较特殊，因其本身有抗炎作用，所引起的接触性皮炎，在临床上多表现为治疗无效。

3. 食入相应过敏药物造成的系统性接触性皮炎 食入相应过敏药物造成的系统性接触性皮炎表现为泛发性湿疹、狒狒综合征或发疹性药疹。

4. 药物挥发造成的气源性接触性皮炎。

5. 光敏感 如补骨脂素、维 A 酸等外用可以引发光毒性皮炎。

6. 接触性荨麻疹 接触性荨麻疹包括过敏性休克样反应，如有人用 4% 硼酸酒精滴耳治疗中耳炎，在 10 min 后，发生了全身风团。2 例患者外用蓖麻子捣烂搓胸背部治疗风湿，结果发生了过敏性休克，1 例死亡。

7. 其他 可以引发非湿疹型接触性皮炎，如扁平苔藓样、多形红斑样、紫癜样、大疱性表皮松解症样皮疹等。

五、变应原来源

常见引起接触性皮炎的外用药物包括：

1. 抗生素类药物 如新霉素及氯霉素是早已公认的接触变应原，已被多数国家列为标准抗原之一。此外，林可霉素（洁霉素）、杆菌肽、利福霉素、红霉素也有报告。红霉素曾被认为是安全的药物，但近年接触性皮炎也有报告。

2. 抗组胺药　是公认的变应原及光变应原。尤其是源于乙二胺结构的抗组胺制剂，如安塔唑啉（antazoline）、美吡拉敏（pyrilamine）等，以及吩噻嗪类。如对异丙嗪过敏，国内外均有报告。由于本类药物的强致敏性，国外医学界已建议禁止外用。

3. 局部麻醉药　如苯唑卡因是标准变应原之一，多来自于治疗痔疮、烧伤的外用药或眼药水。

4. 抗真菌剂　主要是唑类抗真菌剂，我们初步研究唑类药物斑贴试验接触性皮炎阳性率达4.3%，说明此药是不可忽视的致病原。

5. 糖皮质激素　报告的患病率在0.2%～5%，除变应性接触性皮炎外、速发型接触性反应及系统性接触性反应均有报告，已经被国外列为标准变应原之一。

6. 非甾体抗炎药　目前外用非甾体抗炎药治疗关节痛、肌肉痛等在世界上逐渐增多，接触性皮炎报告也较多。

7. 中草药　因天然环保而备受现代人的青睐。除我国和东南亚国家使用较多外，中草药也在世界上广泛使用，中草药接触性皮炎报告也较多。我们初步研究发现外用活血消炎止痛中药是常见的过敏原，如正红花油、麝香虎骨膏等。而中药接触性皮炎患者斑贴试验多对香料呈阳性反应，提示芳香类中药是主要过敏原。国外研究也发现乳香、没药、松香引起接触性皮炎较多。

8. 胶布　传统医用胶布多含有松香，而松香是常见的过敏原。除包扎伤口外，各科常用的一些膏药如伤湿止痛膏、创可贴等也常发生过敏。另外由于传统胶布不透气，贴敷时间过长可以造成刺激性皮炎，不是过敏反应。

六、诊断

主要根据病史、临床表现和斑贴试验结果进行诊断。

七、治疗

根据临床表现进行相应治疗。

八、预防

尽量减少使用容易过敏的外用药物。发生皮炎后要尽量明确自己敏感的过敏原，避免继续使用。我国目前已经要求在药品及化妆品标签上标明成分。

第 26 节　职业性接触性皮炎

一、定义

职业性接触性皮炎是指在工作环境中接触具有刺激和（或）致敏作用的职业性物理、化学、生物、微生物有害因素引起的急、慢性皮肤炎症性改变。

二、发病情况

本病常见，约占整个职业性皮肤病的 90％左右，具体患病率不详。

三、好发人群

经常在工作环境中接触具有刺激和（或）致敏作用的职业性有害化学因素（如含防腐剂物品）的人群好发本病。

四、临床特点

（一）职业性刺激性接触性皮炎

职业性刺激性接触性皮炎是由于职业关系，直接接触刺激原，通过刺激机制引起的接触性皮炎，作用机制与变态反应无关。皮疹局限于接触部位，一般表现为干燥性红斑、脱屑，也可以发生红肿、水疱、大疱、渗液，伴疼痛或烧灼感，也可以瘙痒。不需要致敏，在初次接触致病物质后即可以发生反应，自接触至发病所需时间和反应程度与刺激物的性质、浓度、接触方式、接触时间、温度等关系密切。慢性皮炎表现为不同程度的增厚、脱屑或皲裂。在同样条件下，大多数接触者均发病。

（二）职业性变应性接触性皮炎

职业性变应性接触性皮炎是由于职业关系而接触变应原，通过迟发型超敏反应机制所引起的接触性皮炎。变应原需要致敏机体才会发生反应，因此，初次接触不发病。一般由首次接触变应原到致敏机体至少需要 3 天以上。是否致敏与变应原的免疫原性、接触频度及接触者个体素质有关。同样条件下，仅少数人被致敏。而一旦致敏，则再次接触少量该变应原即可引起变态反应，通常在接触后 24 h 内发病。自觉瘙痒，皮损呈湿疹样。除接触部位外，皮损也可以扩展至接触部位周围皮肤及远隔部位皮肤，甚至全身。接触挥发性物质造成皮炎呈气源性接触性皮炎模式。

（三）职业性光接触性皮炎

职业性光接触性皮炎指在劳动过程中，接触光敏性物质（如煤焦油、沥青、氯丙嗪及其中间体等），并受到日光照射而引起的皮肤炎症反应。根据发病机制可以分为两型：职业性光毒性皮炎（occupational phototoxic dermatitis）和职业性光变应性皮炎（occupational photoallergic dermatitis）。职业性光毒性皮炎较常见，皮疹局限于接触光敏性物质并受到日光照射的部位，呈局限性片状红斑，有烧灼感或疼痛，严重时可以出现水肿和水疱或伴有结膜炎及全身症状，如头痛、头昏、乏力、口渴、恶心等。因不需要致敏，所以在初次接触后即可以发病，发病前需有足够剂量的光敏性物质接触史，并受到一定强度和时间的日光照射。自接触至发病所需时间和反应程度与光敏性物质的性质、浓度、接触方式、光照时间等有密切关系；在同样条件下，大多数接触者发病。脱离接触光敏性物质或避免日光照射后，皮炎可以较快消退，遗留色素沉着。职业性光变应性皮炎为接触职业性光敏性物质并日晒后在接触部位发生的湿疹样皮损，多表现为水肿性红斑、丘疹或水疱，皮损边缘不清楚，可以向周围扩展至非接触部位，有不同程度的瘙痒；因为需要致敏，初次接触职业性光敏性物质并日晒后至少3天以上才会发生反应。同样工作条件下仅少数人发病，致敏后再次接触该光敏性物质和光日照一般在24 h内发病。皮损在脱离接触及日照后约2周左右消退，不遗留色素沉着。

（四）职业性药疹样皮炎

职业性药疹样皮炎是指接触三氯乙烯、硫酸二甲酯、丙烯腈、甲胺磷或乐果等化学物质引起的重症多形红斑、大疱性表皮坏死松解症或剥脱性皮炎等皮损，常累及黏膜，伴有发热，严重时发生肝、肾或其他脏器损害，类似某些药物进入人体后引起的药物性皮炎。

（五）职业性皮肤色素变化

职业性皮肤色素变化包括职业性黑变病及职业性白斑。职业性黑变病（occupational melanosis）是指职业过程中长期接触煤焦油及矿物油、橡胶成品及其添加剂、某些颜（染）料及其中间体等引起的慢性皮肤色素沉着。多见于中年人，女性多见，慢性病程，以暴露部位为主出现皮肤色素沉着，严重时泛发全身，可伴瘙痒及轻度乏力等症。色素沉着发生前或初期，皮肤常有不同程度的红斑和瘙痒，待色素沉着较明显时，这些症状即减轻或消失。皮损形态多呈网状或斑（点）状，有的可融合成弥漫性斑片，界限不清楚；有的呈现以毛孔为中心的小片状色素沉着斑；少数可见毛细血管扩张和表皮轻度萎缩；颜色呈深浅不一的灰黑色、褐黑色、紫黑色等，在色素沉着部位表面往往有污秽的外观。发病部位以面颈等露出部位为主，也可以发生在躯干、四肢或呈全身分布；可伴有轻度乏力、头昏、食欲缺乏等全身症状。职业性白斑（occupational leukoderma）是指职业过程中长期接触苯酚或烷基酚类化合物引起的皮肤色素脱失。皮损发生于直接接触部位，也可以累及其他部位，无自觉症状；皮损与非职业性白癜风无法区别。

（六）职业性角化过度、皲裂

职业性角化过度、皲裂（occupational hyperkeratosis and fissure）主要由接触有机溶剂、酸、碱等物质，或机械摩擦引起，表现为局部皮肤粗糙肥厚或皲裂；多见于工矿企业、农业等行业。

（七）职业性浸渍、糜烂

职业性浸渍、糜烂（occupational maceration and erosion）指长期浸水作业所引起的皮肤肿胀、浸渍和糜烂，多见于洗衣、屠宰、造纸、水田作业等行业。

（八）其他

其他临床表现包括接触性荨麻疹、皮肤瘙痒、职业性痒疹等。

五、变应原来源

常见职业性刺激物包括水、洗涤剂、肥皂、酸、碱、金属工作液、有机溶剂、石油产品、氧化剂、还原剂、动植物等。主要变应原有杀虫剂、铬、钴、镍、染料、环氧树脂、香精、甲醛及甲醛树脂、药物、植物、橡胶促进剂等。

六、诊断

主要根据病史、职业史、临床表现和斑贴试验进行诊断。注意职业性皮炎的诊断需要有资质的医疗机构进行诊断。

七、治疗

根据临床表现进行相应治疗。

八、预防

工作中对已知刺激原和变应原要加强防护，发生皮炎后要尽量明确敏感的变应原，避免继续接触。

九、预后

严重的职业性接触性皮炎半数以上的患者难以获得痊愈，有时即使改变了工作，调离了原岗位，仍有40％无太大改善；以镍、铬引起的变应性接触性皮炎预后最差，而塑料类（包括环氧树脂）引起的皮肤过敏预后较好。

第27节　白色糠疹

一、定义

白色糠疹（pityriasis alba）又名单纯糠疹（pityriasis simplex），是以圆形或者卵圆形色素减退斑，伴有细小鳞屑为特点的一种皮肤病。病因不明。

二、发病情况

本病常见。具体患病率不详。

三、好发人群

本病好发于儿童及青少年，特应性皮炎患者及特应性体质者更好发。

四、临床特点

通常发生在儿童及青少年面部，初起时多为圆形或椭圆形，边缘不大清楚的淡红斑，直径1～2 cm，1～2周后变为轻度色素脱失斑，表面覆以干燥性细糠状白屑。可以单发也可以多发。多见于面部，但也见于其他部位。可有轻度瘙痒。发展可以分为三个阶段：

1.红斑脱屑期　表现为淡红斑基础上细小鳞屑；

2.色素减退斑伴脱屑期　无红斑，见色素减退及细小鳞屑；

3.色素减退期　没有红斑及脱屑，仅见色素减退斑。

泛发性白色糠疹（extensive pityriasis alba）主要见于青年女性，特征性表现为背部、腹部对称性多发圆形、类圆形色素减退斑，没有鳞屑，数目逐渐增多，可以融合成大片，甚至累及整个躯干，周围散在小片色素脱失斑。皮损边界清楚。没有红斑、脱屑历史。面部少见。这种情况目前更倾向于诊断为进行性斑状色素减少症（progressive macular hypomelanosis）。

五、可能病因

病因不明。由于特应性皮炎儿童及女性好发，本病可能与皮肤干燥或者过度洗浴有关。

六、诊断与鉴别诊断

依据临床表现诊断，需要鉴别白癜风、炎症后色素减退及进行性斑状色素减退症等。

1. 白癜风　皮损光滑，没有鳞屑。皮损区毛发可以变为白色。Wood 灯照射皮损更加明显。

2. 炎症后色素减退　皮损部位有明确炎症病史可以鉴别。

3. 无色素性痣（nevus depigmentosus）　系先天性色素减退斑，没有脱屑，多见于躯干，孤立皮损或沿皮肤节段分布，数目、大小、形状终生不变。

4. 贫血痣（nevus anemicus）　系先天性血管发育异常，为单个或多个圆形、卵圆形或不规则形状的浅色斑。摩擦白斑部位，周围的皮肤发红，白斑不红。

5. 花斑糠疹（pityriasis versicolor）　曾称为花斑癣（tinea versicolor），系马拉色菌感染引起，皮损可以检测到真菌。

6. 结节性硬化（tuberous sclerosis）　表现为树叶状色素脱失斑。多见于躯干，还可见于牛奶咖啡斑、甲床下纤维瘤和神经纤维瘤、鲨鱼皮斑、口鼻三角区皮肤对称性分布血管纤维瘤（红褐色，针尖至蚕豆大小的坚硬蜡样丘疹）等皮肤病变；系常染色体显性遗传，常伴癫痫及智力低下表现。

7. 伊藤色素减少症（hypomelanosis of Ito） 又称为无色性色素失调症（incontinentia pigmenti achromians），系遗传病。生后数年内，沿 Blaschko 线出现多发旋涡状、线状或斑片状色素减退或脱失斑，如泼墨样排列，无炎症历史，无家族史，无症状。

8. 进行性斑状色素减少症（progressive macular hypomelanosis） 见上文。

9. 麻风性白斑（leprous leukoderma） 麻风可发生脱色斑，类似于白癜风，伴有皮肤感觉改变及其他麻风表现。

10. 蕈样肉芽肿（mycosis fungoides） 也可以表现为色素减退斑，没有特异性，确诊根据组织病理学。

七、治疗

皮损可持续数日至1年以上，无特殊治疗。均衡营养，避免患部过度清洗，使用润肤霜会有帮助。

第28节 汗疱疹

一、定义

汗疱疹（pompholyx），又名出汗不良性湿疹（dyshidrotic eczema），是累及掌跖的一种急性反复发作性水疱性湿疹。

二、发病情况

本病常见。国外普通人群中患病率为0.05%；手部湿疹患者中3%～20%为汗疱疹。男女患病率相同。

三、好发人群

中青年好发。

四、临床特点

双手掌部及指侧缘对称性密集针尖大小清亮水疱或大疱，无红斑，水疱不破溃，数日后干涸脱屑痊愈。有瘙痒（有时剧烈瘙痒）或烧灼感，可以与皮损伴发出现或先于水疱出现。可以单纯手部发病，单纯跖部发病，也可同时累及手足。手足背也可受累。发作呈明显季节性，一般每月发作一次，或每年发作一次，春夏秋季节好发。

五、可能病因

病因不明。虽然又名出汗不良，但与汗腺无关，相反，40％的患者伴多汗。可能病因为遗传，单卵双胎有共患本病的报告。有些病例为常染色体显性遗传。50％患者伴特应性体质。情绪变化可以引发或加重本病。环境季节变化也可以加重本病。春夏季节好发提示可能与光敏感有关，有 UVA 引起本病的报告。使用肉毒素注射治疗多汗同时可以控制汗疱疹症状，提示本病可能与神经功能有关。

六、诊断

依据临床表现诊断，一般无需实验室检查。真菌检查可以鉴别手足癣，血清总 IgE 水平可能升高，但不具备诊断价值。

七、鉴别诊断

与幼年性跖部皮病、大疱性类天疱疮、癣菌疹等鉴别。系统性接触性皮炎，如为镍、钴或香脂等引起的，也可以引起类似损害，但无季节性，斑贴试验可以协助诊断。药物反应，如静脉注射丙种球蛋白可以引起类似损害。

八、治疗

1.轻者无需治疗。无论轻重与否，均需避免可能诱因及加重因素。

2.小水疱及丘疹可以局部使用强效糖皮质激素控制症状，再换强度低的激素维持数日。

3. 大疱可以选用 10％醋酸铝液 1：40 或 1：10 000 重铬酸钾液或 1％～3％硼酸溶液湿敷；也可以抽吸疱液。

4. 继发细菌感染时使用抗生素。

5. 重症可以系统使用糖皮质激素或免疫抑制剂，也可以使用光疗或皮内注射肉毒素治疗。

6. 脱屑皮损局部使用保湿剂或角质松解剂。

九、预后

病程呈慢性复发性过程。一般病程自限，2～3 周自愈，但容易复发。对健康及生命无大碍，但影响患者的工作及社交生活。反复发作后甲可以发生萎缩，出现横纹、肥厚、变色及点凹甲等变化。继发感染可以出现脓疱、蜂窝织炎或淋巴管炎。

第 29 节　口周皮炎

一、定义

口周皮炎（perioral dermatitis）是发生在面部以口周为主的一种慢性皮炎，皮损以丘疹、脓疱为主。累及眼眶周围者称为眶周皮炎（periorbital dermatitis）。

二、发病情况

发达国家和地区发病率为 0.5％～1％。90％以上患者为中年或青年女性。我国尚无相关资料。

三、临床表现

皮损为口周散在分布的毛囊性红丘疹、丘疱疹、丘脓疱疹和脓疱。自觉症状主要是烧灼感或紧绷感，少有瘙痒。除口周外，鼻唇沟及下眼睑周围皮肤也可以受累。唇红周围的皮肤一般不受累。

四、病因和发病机制

病因不明，可能与皮肤屏障功能破坏有关。如局部滥用糖皮质激素患者，发病前多有因为皮肤轻度红斑或瘙痒而长期使用糖皮质激素类药物外用史。但是激素的种类及使用时间与本病的关系尚缺乏系统研究。鼻腔使用或吸入糖皮质激素类药物也有类似报告。使用含氟牙膏、油性过大化妆品、封包类保湿剂、粉底以及物理防晒剂会引发或加重本病。男性患者多与使用化妆品有关。环境因素如紫外线、高温、多风均可以加重本病。亦有患者在停用口服避孕药后发生。

五、辅助检查

无特殊辅助检查。病理改变类似玫瑰痤疮。

六、诊断

根据典型病史及临床表现进行诊断。一般无需实验室检查。

七、鉴别诊断

须与寻常痤疮、玫瑰痤疮、颜面播散型粟粒狼疮、接触性皮炎、毛囊虫皮炎（facial demodicosis，infestation with demodex follicularis）、肉芽肿性孔周皮炎（granulomatous periorificial dermatitis）等鉴别。后者多见于青春期前儿童，在口周、眼周或肛周出现棕黄色丘疹，可以自愈。

八、治疗

1. 首先去除可能病因及加重因素　勿使用油性过大的护肤品。

2. 外用治疗　适用于轻症患者或儿童。可以仅外用治疗，如外用2%～4%红霉素液或0.75%～2%甲硝唑搽剂以及其他治疗痤疮的外用药。对于滥用糖皮质激素引起本病者，停用激素可能会加重病情，必要时可以用氢化可的松霜短期外用，并逐渐减量，直至停用。也可以直接使用钙调磷酸酶抑制剂，如吡美莫司。外用药最好不使用软膏。

3. 重症或外用效果不佳者采用系统治疗 可以使用四环素第1周500 mg每日3次，而后500 mg每日1次连用6周；或多西环素100 mg口服每日2次，改善后50 mg每日1次；或米诺环素50～100 mg每日2次，改善后50～100 mg每日1次。无效者使用甲硝唑200～500 mg每日3次或异维A酸0.2 mg/kg每日1次。

4. 物理治疗 有报告光动力治疗有效。

九、预后

本病仅累及皮肤，无内脏损害，不危及生命，但慢性易复发，影响患者生活质量。

第30节　自身敏感性皮炎

一、定义

自身敏感性皮炎（autosensitization dermatitis）指在局限性感染、炎症或创伤的基础上突然出现的急性、泛发性对称性湿疹，原有局部炎症多有加重的历史，又称为自体湿疹化（autoeczematization）或湿疹样疹（eczematoid reaction；id reaction）。

二、发病情况

发病情况尚不明确。国外有报告淤积性皮炎患者中有37％曾发生过本病。

三、病因和发病机制

病因和发病机制尚不明确。根据皮损全身性对称性地发作、瘙痒明显，推测可能是对某种物质过敏引起。局部炎症反应可以释放出某些物质致敏机体；继发的细菌或真菌感染也可以产生某些致敏原致敏机体。另外，在局部炎症创伤或感染发作期间，皮肤的反应性增高，也可能对外用治疗药物等接触变应原产生继发过敏。有人报告在皮肤挫伤引起皮下血肿后十余天，部分患者可以出现泛发性湿疹，支持本病与自身皮肤炎症反应产物过敏有关。但是否对自身成分过敏尚待确切实验证明。接触并吸收过敏原导致的系统性接触性皮炎也可引起全身发疹。根据发病原因，其临床表现及组织病理学可能有所差异，其中由皮肤癣菌感染引起者即为癣菌疹（见第31节）。

四、临床表现

本病剧烈瘙痒。患者发病前 1～2 周内多有局限性炎症、感染或创伤史，或者局部炎症突然加重史。皮损为急性泛发性湿疹，尤其手或足可以出现汗疱疹样皮损；也可以出现小腿丹毒样皮损或多形性红斑样皮损；可以有发热、淋巴结肿大。

五、诊断

根据临床表现进行诊断。

六、鉴别诊断

本病须与系统性接触性皮炎、感染引起的感染性皮炎鉴别。后者湿疹样改变是沿着原发感染灶向外扩展的，而本病的原发感染灶则在湿疹样皮损的远隔部位，不连续。

七、治疗

治疗同急性湿疹。可以使用系统及局部糖皮质激素迅速控制症状，同时治疗原发病。

第 31 节　癣菌疹

一、定义

皮肤癣菌疹（dermatophytid）系皮肤癣菌病患者在皮肤癣菌感染灶以外突然出现的皮炎样损害，皮损随原发皮肤癣菌病的好转及消退而好转及消退。

二、发病情况

发病情况尚不明确。有报道 4%～ 5%的皮肤癣菌病患者曾发生癣菌疹。

三、病因与发病机制

本病可能是对皮肤癣菌及其代谢产物产生的过敏反应。在新发损害中查不到真菌。原发皮肤真菌病突然加重、糜烂、渗液等为诱发因素。

四、临床特点

多在原发感染灶外突然出现对称性皮损，可以出现汗疱疹样、丹毒样、猩红热样、湿疹样、荨麻疹样、紫癜样、银屑病样及结节性红斑样多种皮损。呈自限性，随原发皮肤癣菌病的好转和消退而好转和消退。以汗疱疹样皮损最为常见。

五、辅助检查

辅助检查无特异方法。原发真菌感染皮损真菌检查阳性。

六、诊断

主要根据临床表现进行诊断。如果患者有一活动性皮肤癣菌感染灶，且皮损在皮肤癣菌感染活动后发生则高度怀疑本病。新发皮损处的真菌检查应该呈阴性，而原发癣菌感染病灶处真菌检查呈阳性。皮肤癣菌素试验可以呈阳性但多缺乏特异性。如果皮损随原发皮肤癣菌病的好转和消退而好转和消退，则可以帮助做回顾性诊断。

七、鉴别诊断

本病须与临床表现类似的所有疾病相鉴别。如丹毒样疹与丹毒不同，皮损不痛或微痛，无淋巴管炎，全身症状轻或无。有时出现多片红斑，中心有正常皮肤。

八、治疗

治疗分两个方面。一方面，首选抗炎治疗，可以使用系统糖皮质激素如泼尼松 10 mg 每日 3 次，连续 2 周左右。另一方面，积极治疗原发皮肤癣菌感染，包括口服及外用抗真菌药治疗。需要注意的是，单纯治疗皮肤癣菌感染是不够的，往往会加重病情。其原因可能与杀灭真菌造成真菌抗原成分进一步暴露有关。应该在积极抗炎的基础上治疗皮肤癣菌感染。

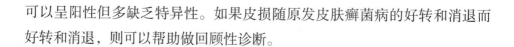

第 32 节　微生物性湿疹和微生物疹

一、定义

微生物性湿疹（microbial eczema）指由微生物引起的湿疹。微生物疹（microbids）是由于局部微生物感染致敏后，其变应原通过血液播散至全身部位，引起的全身性过敏反应。一般皮疹出现在远隔部位，细菌培养阴性。皮疹随原发灶的好转和消退而好转和消退。曾用名球菌疹（coccid），包括链球菌疹（streptococcid）、葡萄球菌疹（staphylococcid）、肠球菌疹（enterococcid）、细菌疹（bacterid）、脓皮病疹（pyodermid）、湿疹样疹（eczematoid）等。

二、发病情况

本病常见，具体患病率不详。

三、好发人群

好发人群尚不明确。

四、临床特点

微生物可以在皮肤感染灶局部及周围皮肤产生皮疹，也可以在远隔部位产生皮疹，前者为感染性皮炎（湿疹），后者即微生物疹。

（一）感染性湿疹

感染性湿疹曾称为传染性湿疹样皮炎，一般先有原发性皮肤感染，如毛囊炎、疖、脓疱疮、甲沟炎、汗腺炎等化脓性感染或病毒感染如传染性软疣等，经过一段时间后在感染灶周围出现卫星灶性湿疹样皮疹。这可能是由于微生物抗原沿淋巴管播散至周边部位引发的过敏反应。结果表现为一个湿疹样皮损，圆形或卵圆形，向边界扩展，边缘可以培养出细菌。

（二）微生物疹

微生物疹临床表现多样，单纯临床表现缺乏特异性，与原发感染无关。皮疹发病突然，进展快，全身表现可有发热、无力等。皮肤表现分为以下数种分型：

1. 荨麻疹型 表现为感染性荨麻疹，伴有发热、乏力等全身感染中毒症状或腹泻等其他器官感染表现。

2. 血管性水肿型 表现为血管性水肿，伴感染中毒症状。

3. 发疹型 表现为类似麻疹或猩红热样发疹，同时有局部感染灶。

4. 红斑发疹型 表现为充血性红斑。

5. 毛囊炎型 表现为毛囊炎样皮疹。

6. 湿疹型 表现为湿疹。

7. 汗疱疹型 表现为汗疱疹，此型最常见。

8. 脓疱型 表现为无菌性脓疱，如掌跖脓疱病样，但久之脓疱可能继发感染而含有细菌。

9. 大疱型 表现为无菌性大疱。

10. 红皮病型 表现为红皮病。

11. 结节红斑型 表现为类似结节性红斑。

12. 血管炎型 表现为过敏性紫癜或过敏性皮肤血管炎。

13. 肉芽肿型 表现为肉芽肿。

14. 坏死型 表现为皮肤坏死。

15. 扁平苔藓样 表现为类似于扁平苔藓。

16. 特应性皮炎样 表现类似于特应性皮炎。

17. 银屑病样 表现类似于银屑病。

18. 玫瑰糠疹样 表现类似于玫瑰糠疹。

19. 多形红斑型 表现为多形红斑样发疹。

五、可能病因

皮肤或内脏的病毒和细菌感染均有可能伴发皮疹,其中有的是变态反应或超抗原反应,有的病因不明。

(一)变态反应

皮肤及内脏微生物感染均可以伴发致敏,微生物本身的蛋白或多糖成分、毒素以及代谢产物均可以作为变应原致敏机体。皮肤表面的微生物可以通过原发感染而致敏,也可以不产生明显的感染表现,在皮肤创伤如日晒、摩擦、化学刺激等情况下致敏。一般可溶性大分子抗原如细菌胞膜多糖易引发 I 型变态反应,而不可溶性蛋白易引发Ⅳ型及 I 型变态反应,对于是否存在Ⅱ、Ⅱ型变态反应目前还有争议。Ⅳ型变态反应患者皮下注射致病微生物抗原成分可以产生一个结核菌素样反应,注射部位出现红肿、浸润、硬结或水疱。反应在注射后 48 ~ 72 h 达高峰,如癣菌素皮肤试验。金黄色葡萄球菌、糠秕马拉色菌、白念珠菌及皮肤癣菌均可在某些湿疹尤其是特应性皮炎患者血清中产生特异 IgE,在抗菌治疗皮损改善以后,血清中变应原特异性 IgE 水平也降低。

(二)非变态反应

其机制,主要有以下几个方面:微生物的成分或毒素作为超抗原引起皮肤反应。如金黄色葡萄球菌肠毒素即可作为超抗原，非特异地引起大量淋巴细胞活化，产生炎症。在特应性皮炎患者皮损中分离出的金黄色葡萄球菌60%分泌肠毒素。特应性皮炎患者外周血嗜碱性粒细胞在体外用金黄色葡萄球菌肠毒素A、B、D、E及中毒性休克综合征毒素刺激可以分泌较正常人更高水平的组胺及白三烯。说明这些毒素可以促进特应性皮炎患者嗜碱性粒细胞释放炎症介质，介导炎症反应。微生物毒素或酶直接造成表皮损伤或激活表皮细胞，引发炎症反应。如金黄色葡萄球菌产生的 α 毒素，可以直接引发或加重湿疹。最后，微生物可以改变机体的免疫功能，促进变态反应发生。如鼻病毒感染可以造成呼吸道局部反应性增高，炎症前介质如 IL-1 等释放增加，细胞间黏附分子表达上调，因此这种情况容易发生对变应原的致敏，或加重已存在的过敏反应。

六、诊断

诊断主要依据临床表现。根据皮肤表现，同时在患者体内或皮肤上明确找到感染灶，皮疹随原发灶的出现而发生，并随原发灶的好转和消退而好转和消退，即可诊断微生物疹。微生物变态反应的诊断要求明确存在变态反应证据，且变态反应可以解释皮疹的发生。

七、治疗

根据临床表现相应治疗。针对皮肤症状的治疗同其他湿疹皮炎。一定要针对病因（微生物）进行治疗。皮肤感染可以单独或与糖皮质激素联合使用抗菌药物，内脏感染则需专科治疗。

第33节　淤积性皮炎

一、定义

淤积性皮炎（stasis dermatitis）是发生于小腿与静脉高压有关的慢性皮肤炎症，可以继发皮肤硬化及溃疡。

二、发病情况

本病多见于中老年，美国 50 岁以上人群患病率为 6%～7%。随年龄增加，70 岁以上人群患病率超过 20%。女性稍好发，与妊娠导致的下肢静脉高压有关。我国尚无相关资料。

三、可能病因与发病机制

病因是静脉功能不全。慢性静脉功能不全，多见于中老年人，一般 50 岁以前很少发生。获得性静脉功能不全可以见于任何年龄，与损伤、手术及静脉血栓有关。静脉淤积导致局部真皮血管通透性增加，使小分子物质如纤维蛋白原进入局部组织，在毛细血管周围产生纤维素环，导致氧弥散障碍、局部缺氧及细胞损伤。局部白细胞在纤维素环周围聚集，激活并释放多种炎症因子，产生炎症。毛细血管通透性增加，红细胞漏出，产生色素性紫癜样皮炎及皮肤含铁血黄素沉积。患者纤溶系统活性降低，进一步促进纤维素环形成，局部缺血、营养障碍，出现组织硬化及溃疡。

四、临床特点

发病可急可慢。急性者多见于深静脉血栓性静脉炎患者，下肢迅速肿胀、皮肤发红，出现湿疹样损害，多伴发热。非深静脉血栓性静脉炎引起者多起病隐匿，初期仅表现腿部瘙痒，逐渐出现局部棕红色皮肤颜色改变，多见于内踝部位，后向小腿或足部发展。查体局部见轻度水肿、紫癜及含铁血黄素沉着、红斑、脱屑等湿疹样改变及色素改变，静脉曲张。久之，皮肤由于含铁血黄素沉着变成褐色。由于脂肪坏死、皮肤纤维化，皮肤呈瘢痕疙瘩样。血运不良、创伤或感染极易引发萎缩和难以愈合的溃疡，疼痛明显，愈合后遗留象牙白色硬斑块，周围有色素沉着。急性发作表现同急性湿疹。合并感染时出现脓疱及脓性渗出。

五、辅助检查

一般无需辅助检查。血常规检查有助于鉴别蜂窝织炎、严重皮肤感染或静脉血栓引起者。静脉超声可以发现静脉功能不全及静脉血栓。怀疑外用药接触性皮炎时，可以做斑贴试验。

六、诊断

诊断根据临床表现，一般无需实验室检查。

七、鉴别诊断

须与乏脂性湿疹、色素性紫癜性皮病、蜂窝织炎、胫前黏液水肿、接触性皮炎、类脂质渐进性坏死等相鉴别。静脉曲张不明显的小腿溃疡应与创伤、感染、虫咬、血管炎、动脉炎、糖尿病等其他原因引起的小腿溃疡鉴别。

八、治疗

1. 湿疹样损害的治疗同湿疹 由于病史长，皮肤屏障功能障碍，常继发外用治疗药物过敏。应注意观察。

2. 处理静脉高压 包括抬高患肢，用弹力绷带，减少久站等。必要时可以施行手术治疗。患者在卧位或睡眠时应垫高双足，坐位时也应将足部垫高，使其高于膝部。弹力绷带应从足趾部包起，一直包到膝部。如包扎后患者诉跳动性疼痛，则说明包扎过紧，应松开重包。

3. 溃疡治疗 应用盐水或利凡诺液清创，而不要使用过氧化氢溶液（双氧水）、碘伏、酒精等消毒剂进行清创。清创后用含凡士林的绷带包扎或用创面敷料以保护创面。一般每周换药 1 ～ 2 次。久不愈合的溃疡可以试行手术植皮。但是，如果不能去除静脉高压因素，植皮的远期效果不佳。

九、预防

预防并及时治疗静脉曲张。如已发生静脉曲张要注意抬高患肢，保持腿部清洁，减少搔抓，防止意外创伤等。溃疡可以试用前列腺素 E_1 或己酮可可碱（pentoxifylline）预防。

十、预后

本病可以发生难以愈合的皮肤溃疡，或继发皮肤感染、外用药接触性皮炎、自身敏感性皮炎等。

第34节　盘状湿疹

一、定义

盘状湿疹（nummular eczema，discoid eczema or orbicular eczema）、盘状皮炎（nummular dermatitis），又名钱币状湿疹（coin-shaped eczema），以圆形或椭圆形湿疹皮损为特征。由丘疹、丘疱疹、水疱聚合而成，容易糜烂、渗出，继发细菌感染而出现脓疱、脓液及脓痂。

二、发病情况

国外报告，一般人群中患病率0.2％。发病年龄有两个高峰，分别是20～30岁及60～70岁。青年女性及老年男性多见。我国患病率尚不明确。

三、临床特点

本病剧烈瘙痒，皮损可见于各个部位，但四肢伸侧尤其腿部好发，一般面部不受累。有季节性，多数冬季干燥诱发或加重，但也有夏季潮湿诱发或加重者。查体可见躯干四肢对称分布的圆形或椭圆形1 cm或数厘米大小湿疹损害，边界尚清楚。中心水肿，可见丘疹、丘疱疹、水疱、脓疱、糜烂、渗液或结痂。数日后皮损干燥，脱屑，颜色变暗，逐渐消退，可以遗留色素沉着。本病容易复发。全身皮肤多干燥。继发细菌感染者可以出现黄痂。

四、病因与发病机制

病因尚不明确，每个患者病因不一定相同，可以分为以下几类：

1. 有些可能是一种成人发病的特应性皮炎。

2. 可能是在皮肤干燥基础上慢性皮肤损伤诱发。皮肤干燥可能是遗传性的，也可能由于环境因素或生活习惯、药物所致。如我国南方人居住北方后容易发生皮肤干燥。而过度洗浴、泡温泉等也可以人为造成皮肤脱脂，产生干皮症。此时皮肤屏障破坏，容易继发接触性皮炎及皮肤感染。药物如利尿剂、他汀类、维甲酸等导致皮肤干燥者也容易诱发此病。

3. 正常皮肤急性过度洗浴或其他急性皮肤脱脂因素刺激造成的类似损害，又称为创伤性刺激性皮炎。

4. 金属镍等过敏者反复发作后诱导的 2 型炎症也可以出现类似损害。牙填充物银汞合金过敏也有诱发本病者。

5. 虫咬皮炎或局部损伤搔抓后湿疹化。

6. 药物如 TNF 抑制剂、古塞奇尤单抗（guselkumab）、利巴韦林、干扰素曾经有引起严重泛发性盘状湿疹的报告。

7. 某些患者发病可能与幽门螺杆菌感染或其他潜在感染有关。

8. 紧张焦虑也可以诱发本病。

9. 全身或局部（如小腿静脉曲张）营养不良或维生素缺乏也可以诱发本病。

10. 金黄色葡萄球菌定植或感染也可诱发本病。可能是继发过程，但是非常重要，往往需要抗菌治疗。

五、诊断

根据临床表现进行诊断。一般无需实验室检查。局部皮损细菌培养有助于明确继发感染细菌，选择敏感抗菌药物。

六、鉴别诊断

须与体癣、乏脂性湿疹、接触性皮炎、特应性皮炎、神经性皮炎、淤积性皮炎、银屑病等相鉴别。体癣边界清楚，有活动性隆起丘疹、脱屑边缘，皮损中心常消退，呈环状或多环状外观，中心没有红斑水疱及渗液结痂。其他疾病见相关章节。

七、辅助检查

真菌检查有助于鉴别皮肤癣菌病；怀疑继发细菌感染时，应做分泌物细菌培养加药敏检查。斑贴试验有助于发现接触性皮炎。

八、治疗

1. 病因治疗 查找并去除病因及好发因素。

2. 局部治疗 干燥者使用保湿剂，每天洗浴后及时涂药并使用保湿剂。药物主要选择糖皮质激素，也可以使用他克莫司软膏。多需合用抗感染药物。

3. 系统治疗 包括使用抗组胺药、抗生素、复方甘草酸苷、雷公藤多苷等，也可以短期使用糖皮质激素。皮损广泛者急性皮损控制后可以尝试窄波 UVB。

九、预后

本病不影响生命，但严重影响患者生活质量。常常继发感染或继发过敏。

第 35 节 手部湿疹

一、定义

手部湿疹（hand eczema）是发生在手部的湿疹皮炎类疾病的总称，又称为手部皮炎（hand dermatitis）。

二、发病情况

本病系多发病，患病率依调查人群的不同而不同。国外一般人群患病率为 2%～18.3%，城市一般人群患病率为 2%～8%。某些职业人群好发。目前报告患病率最高的职业人群为护士，患病率为 18.3%。国外汽车工业工人手部皮炎的发病率为 4%。

三、临床特点

（一）化学烧伤

严重的皮肤刺激如强酸、强碱造成的化学烧伤表现为局部接触部位的红斑、风团、水肿、水疱、坏死、渗液、糜烂、溃疡等损害，疼痛或烧灼感明显，容易识别。

（二）慢性刺激性皮炎

曾经多见于中年女性，尤其是家庭主妇、育儿的妇女，又称为主妇皮炎（house wife dermatitis）。本症起病慢，初期多不为人所注意，直至发展为较明显的红斑、干燥、皲裂及脱屑。可伴有不同程度的瘙痒。反复接触水、洗涤剂、纸张、粉末、蔬菜、生肉等均可引发本病。特征为红斑、轻度水肿及干燥、皲裂，水疱少见。

（三）皮脂脱失

轻度刺激性皮炎可以表现为皮脂脱失症，主要表现为皮肤干燥、细小脱屑及小皲裂。可由寒冷、干燥等气候因素以及衣物等的机械摩擦、洗手过频及洗涤剂引起。瘙痒不明显。多见于冬季、老年人和有洁癖的人。此症进一步发展，出现刺激性反应，表现为明显的干燥、皮肤粗糙发红，但无瘙痒、疼痛、渗出改变。主要见于从事洗涤工作的人的手背部，如理发师、洗衣工、修理工等，即一般人所说的"手皲"。

（四）急性刺激性皮炎

典型急性刺激性皮炎表现为红斑、水肿、丘疹、水疱、大疱甚至出现糜烂、溃疡，如接触某些植物汁液造成的刺激性皮炎或接触某些强刺激物造成的刺激性皮炎。也可以表现为红斑、干燥、脱屑，如外用维 A 酸所致的接触性皮炎。主观症状除瘙痒外，一般疼痛或烧灼感明显。洗浴过多，过频造成的皮肤脱脂，出现红斑、脱屑、瘙痒表现也是常见的急性干性刺激性皮炎。慢性刺激性皮炎则表现为干燥、皲裂、肥厚及苔藓化，瘙痒明显而疼痛轻，与变应性接触性皮炎无法区分。

（五）指腹皮炎

指腹皮炎（pulpitis）表现为手指指腹部的干燥、皲裂皮损，可有痛感。初发生在一个手指，后扩展至十指。多见于青年女性，机制尚未完全明了，可能与接触水、洗涤剂及机械摩擦有关。

（六）变应性接触性皮炎

起病急，比如由戴穿透式耳环造成镍过敏的女性，在首次从事电镀的工作中，手接触电镀液，即可发生皮炎。瘙痒明显，很快出现红斑、水疱及渗液，是其特征。外科医生乳胶手套接触过敏引起的变应性接触性皮炎每次均在戴手套后发作。皮疹为粟粒大小红丘疹，可以出现水疱、大疱，分布于手指背、手背及腕部皮肤，边界清楚。经斑贴试验发现对乳胶手套中的橡胶添加剂过敏。注意变应性接触性皮炎也可以表现为发生在手掌及掌侧手指的皲裂性湿疹。

（七）水疱性内源性湿疹

水疱性内源性湿疹类似于汗疱疹，系发生于手部的急慢性或复发性水疱性损害，也可见于足跖部。但季节性不明显，水疱为稀疏或密集的潜在性小水疱，也可有大疱。主要分布在手掌、指侧缘及甲皱周围皮肤，分布可以不对称。累及甲皱可以造成指甲纵纹。水疱持续数天，然后干燥皲裂，脱屑而愈，但易复发。自觉瘙痒或烧灼感，可先于或与皮疹同时出现。找不到环境致病因素。

（八）角化性内源性湿疹

角化性内源性湿疹表现为手部的角化、肥厚、皲裂性损害，多同时累及足部，病因不明，难以找到外源性致病因素。

（九）盘状湿疹

盘状湿疹的表现与典型盘状湿疹相同，病因不明。

（十）特应性皮炎

手部湿疹是特应性皮炎的重要表现之一。许多婴儿及儿童期特应性皮炎患者，成年后往往遗留手部皮炎。

（十一）蛋白质接触性皮炎 / 接触性荨麻疹

蛋白质接触性皮炎 / 接触性荨麻疹由接触植物汁液、动物蛋白或化妆品等引起，在接触后数分钟至数小时内发生红斑、丘疹、水疱或风团，伴瘙痒，一般在 24 h 内消退。出现丘疹、水疱者称为蛋白质接触性皮炎。

四、病因

由于手经常暴露于各种理化及生物性致病因子的环境中，手部皮肤又是人类全身皮肤的一部分，因此，手部湿疹常常是多种内部和外部因素累加作用的结果，病因难以确定，治疗非常困难，是皮肤性病治疗中的一个常见病、疑难病。

手部湿疹的外部病因主要是接触性皮炎，包括皮肤刺激、迟发型超敏反应、速发型接触性反应及光毒性和光变态反应等。周光霁等根据病史、体检及斑贴试验对 149 例手部湿疹的病因分析表明：刺激性皮炎为 61％，神经性皮炎为 13.4％，变应性接触性皮炎为 10.1％，特应性皮炎为 4.7％，盘状湿疹为 2.8％，汗疱疹为 2.0％，病因不明为 6.7％。刺激物主要以水、洗衣粉、肥皂等为最多，占 59％；其次为机械油，如汽油、柴油，占 15％。变应原则主要为镍、汞、樟脑、对苯二胺等。1995 年，我们对空气中吸入变应原在手部皮炎发病中的意义进行了研究，结果发现手部湿疹患者中多价真菌及多价昆虫变应原皮内试验的阳性率明显高于湿疹及荨麻疹患者，提示真菌及昆虫变态反应在手部皮炎的发病中有一定意义，其机制尚待进一步的研究。

五、发病机制

目前还不清楚为什么某些人更易发生手部湿疹，但可能与下列内部因素有关：

1. 皮肤屏障功能异常 对刺激的防护能力差，如特应性皮炎患者成年后可以仅表现为手部湿疹。因此对顽固不愈的手部湿疹应该检查是否存在特应性皮炎。

2. 皮肤对化学物质耐受性差　如皮肤碱抵抗试验（alkali resistance）能力降低。

3. 营养问题　如缺乏维生素、脂肪酸或蛋白质等。

4. 循环障碍　某些人存在外周循环障碍，表现为皮肤温度低等。

在上述内源性因素的基础上，外界因素也会引发和加重手部皮炎。例如，春季多风、干燥，冬季寒冷、干燥；接触刺激物过频（如护士、修理工等反复洗手，编辑、文秘人员反复将手指端弄湿以利于翻纸张等，结果造成指端皮炎）；皮肤微小创伤（如日常生活劳动中摩擦等因素或接触酸碱等化学因素造成）；继发细菌或真菌感染；接触易过敏的物质（如洗衣粉中可能含有微量铬，在漆、胶木材中也可能含有微量镍，足以造成接触性皮炎），以及食入变应原（如局部接触致敏后，如果再食入相同变应原，除造成系统性接触性皮炎外，还可造成手部湿疹复发或加重。如镍在许多食物中如巧克力、蘑菇中均有一定含量，食入足够量可在手部接触致敏者产生皮炎）。

六、诊断

根据临床表现进行诊断。手部湿疹是一个新概念，虽然这一名称被许多医师使用，但其诊断标准和分型标准还未完全统一。一般认为手部湿疹指单发于手部或原发于手部的湿疹皮炎，排除原发感染性皮肤疾病。

根据主要发生于手部的湿疹皮炎样损害进行诊断。手部湿疹的诊断并不困难，但满足于手部湿疹的诊断是远远不够的，发现病因才能达到彻底治疗的目的。仔细询问病史及斑贴试验是诊断的关键。

七、分型标准

手部湿疹的进一步分类还没有一致意见。欧洲环境与接触性皮炎研究组建议分为以下几类：

1. 变应性接触性皮炎。

2. 刺激性接触性皮炎。

3. 特应性皮炎。

4. 蛋白质接触性皮炎 / 接触性荨麻疹。

5. 角化性内源性湿疹。

6. 水疱性内源性湿疹。

上述各型之间在临床表现上有时难以区分。比如慢性刺激性接触性皮炎也可以表现为角化性内源性湿疹；角化性内源性湿疹也可以是某些变应原（如橡胶添加剂过敏）引起的变应性接触性皮炎。在接触性病因没有找到以前，容易考虑为内源性湿疹。汗疱疹可以是某些变应原（如镍过敏）引发的系统性变应性接触性皮炎，也可能是某些物质造成的刺激性接触性皮炎。许多患者可以同时符合 2 种以上类型。

有些手部湿疹与饮食有密切的关系，在食用某些食物（如虾、海鱼、螃蟹、牛羊肉等）后发生或加重。

八、鉴别诊断

本病须与手癣、癣菌疹、剥脱性角质松解症、银屑病、特应性皮炎等相鉴别。

1. 手癣　多发生于单侧，皮疹一般先从拇指和示指指间虎口处皮肤开始，逐渐扩大至全部手掌。皮损主要表现为干燥、粗糙、糠状脱屑，而红斑不明显。一般边界清楚，尤其皮损扩展至手背部皮肤者，可以表现出典型的体癣模式，容易诊断。皮损可以检测到真菌。手部皮炎多发生在双侧，皮疹边界不清，不连续，有的地方有皮损，有的地方无皮损，皮损查不到真菌。但发生于双侧的手癣也不少见，且临床上手癣也常常有检测不到真菌者，故二者的鉴别有时相当困难，必要时可采用试验性治疗。

2. 癣菌疹　多在原发真菌感染灶如足癣远隔部位突然出现对称性皮损，可以出现汗疱疹样皮损，随原发皮肤癣菌病的好转和消退而好转和消退。可能是对皮肤癣菌及其代谢产物产生的过敏反应。在新发损害中查不到真菌。

3. 剥脱性角质松解症　主要表现为掌跖部对称性点状或片状反复脱屑，

无瘙痒、无炎症，常伴手足多汗，有家族倾向，容易鉴别。

4.手部的银屑病　与角化性湿疹难以鉴别，但银屑病无渗出史，皮损边界清楚，银屑明显，仔细检查头皮及四肢伸侧往往可以发现皮损，可协助诊断。单发于手部的银屑病则难以诊断，有时组织病理也难以区分。

5.手部湿疹要注意是否为特应性皮炎，要仔细采集病史，注意是否有皮肤干燥史、婴儿湿疹史、肘窝、膝窝等屈侧皮炎史及现有皮疹分布，以及本人及直系血亲的哮喘或花粉热（枯草热）史等，是否符合现有特应性皮炎诊断标准。

6.其他可以出现手部湿疹样皮损的疾病有疥疮、结缔组织病、药疹等，由于有其他皮肤和全身表现，不难鉴别。

九、辅助检查

真菌检查可以帮助鉴别手癣，斑贴试验可以辅助诊断接触性皮炎，食物变应原检查可以发现食物引起的手部湿疹。血常规检查及皮损细菌培养可以帮助诊断继发感染。

十、治疗

（一）去除病因及诱发因素

仔细查找并避免工作及生活环境中可能的外源性致病物质，及时进行斑贴试验。对患者要进行耐心、全面的解释和指导，告知其变应原和刺激原的可能分布，可能的交叉变应原以及影响因素等。帮助患者建立一个低风险度的环境，比如戴手套、用防护霜、使用工具，甚至调换工作等。

（二）保护皮肤屏障

即使在炎症很轻的皮炎，皮肤屏障功能已经受到破坏，应使用营养保护性的药物；如果有感染，局部应用抗感染药物。避免一切可能的加重因素。

（三）局部治疗

1.保湿剂　如 10%～20%尿素软膏、甘油、凡士林等，对皮肤干燥、脱屑有效，有助于恢复皮肤屏障功能；

2. 糖皮质激素 依然是最常用的有效的外用治疗药物，初治时应根据皮损选用强度合适的制剂，以求在数天内明显控制炎症，红斑充血明显减退；此时可以在使用原糖皮质激素的基础上加用非激素类药物再用 3～5 天，然后停用激素，使用非激素类药维持治疗。如有反复，则重复上述过程。或在使用强度高的激素显效后，也可换用中效至弱效激素，直至不用糖皮质激素。一般角化性手部湿疹应选用强效或中效糖皮质激素类药物初始用药，如糠酸莫米松、哈西奈德（氯氟舒松）、卤米松、氟轻松等，合并应用角质松解剂如尿素软膏效果更好，连续使用 2 周，如果皮损变平，瘙痒消失，可以改为 1 周 2 天间断用药 2～3 个月或换用非外用糖皮质激素维持 2～3 个月。如果连续使用 2 周效果不好，可以白天联合卡泊三醇乳膏，或晚上联合维 A 酸乳膏，或尝试封包、湿包；手背部非苔藓化皮损可以选用中效糖皮质激素类药物，连续用药 2～4 周，至皮损变平，瘙痒消失改为长疗程间歇疗法。推荐儿童使用弱效或中效糖皮质激素，尤其全身吸收少的药物如糠酸莫米松。注意皮肤萎缩、毛细血管扩张、紫纹、色素改变、白内障、青光眼等副作用。

3. 钙调磷酸酶抑制剂 包括 0.1%、0.03% 他克莫司软膏和 1% 吡美莫司乳膏等，适用于 2 岁及以上特应性皮炎患者短期或长期间歇使用。

4. 收敛剂 对于急性水疱渗出性皮损，可用生理盐水、硼酸、Burow 液（次醋酸铝）或 1∶10 000 高锰酸钾液湿敷。湿敷后使用油剂如氧化锌油。对于潜在性水疱，可以使用复方硫酸铜溶液浸浴。

5. 消毒杀菌剂 在出现或用于细菌继发感染时应用。

6. 进展 外用磷酸二酯酶 4 抑制剂及 JAK 抑制剂，详见第 3 章。

（四）系统治疗

对于严重水肿的变应性接触性皮炎、严重水疱皮损、接触性荨麻疹出现全身症状者可系统使用糖皮质激素，一般使用相当于泼尼松 30～60 mg/d 的激素，疗程 7～20 天。对于轻度接触性皮炎，口服抗组胺药即可。严重者也可以使用雷公藤多苷。严重角化皮损可以系统使用阿维 A，也可以使用生物制剂。切记，手部湿疹的首要治疗是去除病因。如果不能找到病因和去除病因，任何强烈的治疗都是得不偿失的。

（五）物理治疗

可以试用 PUVA 疗法或窄波紫外线治疗。严重肥厚角化皮损可以尝试点阵激光。

（六）其他

其他治疗包括中医药治疗、针灸治疗、按摩疗法、顺势疗法（homeopathy）等对于难治性患者可以尝试。

十一、预后

刺激性手部湿疹预后不良，无论患者是否因此调换了工作，70% 患者的皮损仍不能消退。但是，如果早期停止接触，有些病例有望在 3 个月内痊愈。所以对于刺激性手部湿疹的预防和早期诊断最为重要。

变应性手部湿疹患者如果能够早期明确病因，痊愈的可能性较高，但是由于某些变应原在人们生产和生活环境中广泛存在，痊愈较为困难。

角化性湿疹由于病因不明，预后很差，极易复发。有研究表明在皮损控制后再间歇长期应用糠酸莫米松（每周 2 天用药，使用 3 ～ 6 个月）可以明显减少复发。

推荐阅读　［1］Agner T，Aalto-Korte K，Andersen KE，et al. European Environmental and Contact Dermatitis Research Group. Classification of hand eczema. J Eur Acad Dermatol Venereol，2015，29（12）：2417-2422.

［2］Li LF，Liu G，Wang J. Etiology and prognosis of hand eczema in a dermatology clinic in China：a follow-up study. Contact Dermatitis，2008，58：88-92.

［3］王柠，周光霁. 手部湿疹的病因诊断和原发性刺激性接触性皮炎. 中华皮肤科杂志，1992，25（1）：44-45.

［4］邓丹琪，李林峰. 空气中吸入过敏原与手部皮炎的关系. 昆明医学院学报，1996，17（3）：45-47.

第 36 节　面部皮炎

一、定义

面部皮炎（facial dermatitis）是发生于面部湿疹皮炎类疾病的总称。虽然尚不是一个独立诊断，但是临床以此为主诉就诊的患者非常多。在此独立讨论。

二、发病情况

本病系多发病，患病率缺乏研究。

三、临床特点

临床表现可以分为以下几类：

1. 变应性接触性皮炎　最常见的原因是对面部清洁护理产品，如洗面奶、面霜等过敏，详见本章第 23 节化妆品皮炎部分。其他过敏原包括眼镜、口罩、外用药等。自觉不同程度瘙痒，查体可见面颊部红斑基础上密集针尖至粟粒大小丘疹、丘疱疹，严重可以出现水疱、大疱和渗出。

2. 刺激性接触性皮炎　常见刺激原包括水、化妆品、外用药、口罩等可以接触到面部皮肤的物品。自觉疼痛、烧灼感或瘙痒。初期则为紧绷感。检查可见红斑基础上皮肤干燥、表皮起皱或脱屑、结痂，也可以出现水疱、大疱。

3. 光敏感性皮炎　包括：

（1）光变应性接触性皮炎：表现为面部光暴露区皮炎，表现同变应性接触性皮炎，防晒霜是常见变应原。

（2）光刺激性接触性皮炎：表现类似于日光晒伤。

（3）内源性光敏感皮炎：如食入光敏性食物或药物。

（4）先天性光敏感：如卟啉病、着色性干皮病等。

（5）多形性日光疹：面部及其他日光暴露区红斑、斑块、肥厚或丘疹、丘疱疹。

（6）痘疮样水疱病：多见于儿童，有面部等日光暴露区红斑、丘疹、水疱（可以有脐凹）、坏死、瘢痕、损毁等表现。

4. 脂溢性皮炎　见脂溢性皮炎部分。

5. 特应性皮炎　见特应性皮炎部分。

6. 面部疱疹性湿疹

7. 激素依赖性皮炎（hormone dependence dermatitis）　即外用糖皮质激素依赖/反跳综合征，由于面部使用糖皮质激素引起激素依赖，停用则皮肤痛痒、红肿，临床表现类似于玫瑰痤疮、口周皮炎伴长期使用激素产生的皮肤萎缩、多毛、毛细血管扩张、脓疱等表现。

8. 颜面再发性面部皮炎　日本人报告容易发生在青壮年女性的面部红斑、鳞屑性皮炎，常在春秋季发作，可能与日晒、风吹、干燥环境刺激或春秋季花粉过敏有关。

9. 其他　不能归入以上各类者。

四、诊断

根据临床表现进行诊断，尽量做到病因或分型诊断。

五、鉴别诊断

须与玫瑰痤疮、痤疮、毛囊炎、面癣、脓疱疮、单纯疱疹、红斑狼疮、扁平苔藓等相鉴别。

六、治疗

根据可能病因及分型进行相应治疗。

七、预后

去除病因后预后良好。

推荐阅读　Li LF，Liu G，Wang J. Prevalence and 1-year outcome of facial allergic contact dermatitis in patients patch tested in a university hospital. Contact Dermatitis，2007，57：187-190.

第 37 节　脂溢性皮炎

一、定义

脂溢性皮炎（seborrheic dermatitis）是发生在皮脂溢出部位（即头、面、前胸、后背、肩胛区、脐周及会阴部位）的一种红斑丘疹性皮疹，有油腻性鳞屑，又称为脂溢性湿疹。

目前认为本病与过敏关系不大，但由于常被误诊为"过敏性皮炎"，在此简单讨论。

二、发病情况

人群中患病率为 3%～5%，头皮屑的患病率为 20%。发病有两个高峰：婴儿期和青春期始至 40 岁达高峰，男性稍多。

三、可能病因

病因尚不明确。可能与以下因素有关：

1. 皮脂溢出　受母体雄激素的影响，婴儿的皮脂腺大小及分泌能力均高，婴儿脂溢性皮炎的发生率也高。随着年龄的增长，皮脂腺功能逐渐减退，儿童及少年脂溢性皮炎的患病率也低。到青春期，皮脂腺功能再一次增强，脂溢性皮炎也再度出现。成年人脂溢性皮炎主要发生在皮脂腺分泌旺盛的部位。

2. 细胞免疫功能降低　如 HIV 感染者可以发生严重脂溢性皮炎。

3. 糠秕马拉色菌　糠秕马拉色菌是寄生于正常人体表的一种腐生微生物。临床上，由于酮康唑外用治疗脂溢性皮炎有效而发现糠秕马拉色菌感染可能是发病的原因。脂溢性皮炎的严重程度与黏附在表皮细胞上的真菌数量有相关性也支持本学说。马拉色菌的脂酶分解皮脂，释放炎症因子，激活补体，导致炎症反应。

4. 神经系统　本病好发于神经系统异常的人群，支持某些神经递质或治疗药物可能与本病发生有一定关系。使用左旋多巴治疗帕金森病可以同时改善这些患者的脂溢性皮炎。

5. 药物　有些药物可以诱发脂溢性皮炎，如氯丙嗪、西咪替丁（甲氰咪胍）、乙硫异烟胺、氟尿嘧啶、金制剂、卤氢吡啶、甲基多巴、吩噻嗪类、锂制剂、替沃噻吨（甲哌硫丙硫蒽）、司坦唑醇（康力龙）等。

6. 情绪紧张　可以诱发或加重本病。

四、临床特点

本病表现为皮脂溢出部位红斑及油性鳞屑。严重者，尤其是免疫力低下人群如营养不良或艾滋病患者，可以出现红皮病。多数人表现为头皮屑，即头皮糠样脱屑。伴不同程度瘙痒。无全身症状。

五、诊断

根据临床表现进行诊断，出现渗出要考虑接触性皮炎。

六、治疗

局部使用糖皮质激素或钙调磷酸酶抑制剂等抗炎药物及抗真菌药。

七、预后

本病为慢性复发性病程。对健康无大碍。

第38节　乏脂性湿疹

一、定义

乏脂性湿疹（asteatotic eczema）是以皮肤脂膜减少或脱失，皮肤丢失水分致皮肤干燥、干裂、细小脱屑继而出现以湿疹为临床表现的一种湿疹。

冬季瘙痒、干皮症、干燥性湿疹及皲裂性湿疹等均属于乏脂性湿疹。

本病与过敏关系不大，但由于常常误诊为"过敏性皮炎"，故在此简单讨论。

二、发病情况

具体患病率不明，60 岁以上老年人，冬季使用暖气或空调者好发，男性多发。

三、临床特点

皮损可发生在任何部位，但以手、小腿及面部多见，皮肤最初表现为干燥，细皲裂及脱屑，如果不处理，会逐渐出现瘙痒和典型湿疹表现。无全身症状。瘙痒、搔抓明显。

四、病因

本病与皮肤表面油脂减少或功能不良有关。皮肤干燥的原因很多：

1. 先天性的油脂减少　见于鱼鳞病或某些特应性皮炎患者，由遗传性皮肤保水功能差引起。

2. 生理性皮肤干燥　见于老年人，系由于皮脂腺功能自然下降引起。多缓慢发病，一般于 30 ～ 40 岁左右，在洗澡后开始瘙痒，随年龄增高逐步加重。

3. 环境因素性皮肤干燥　如冬季空气湿度低，干燥、寒冷的空气可以造成皮脂减少及表皮损伤。洗浴次数过多，使用碱性肥皂、洗面奶或水温过高也可引起人为性的皮肤脱脂。使用脱脂制剂，如酒精制剂更易发生。过度清洗或使用脱脂制剂引起的本病多起病急，常见于手部及面部。曾见有由于怕传染病，洗澡过度致全身乏脂性湿疹者。

4. 疾病性皮肤干燥　见于营养不良、肿瘤、糖尿病、甲状腺功能减退等等。

5. 药物性皮肤干燥　如高血压、心脏病患者使用利尿剂、神经系统疾病用药等均可以引发本病。

6. 放射损伤。

五、发病机制

皮肤干燥后，皮肤失水，细胞皱缩，导致皮肤屏障功能障碍及瘙痒，外界刺激原、变应原、微生物因素综合作用出现湿疹样损害。

六、诊断

根据临床表现进行诊断。单纯皮肤干燥没有湿疹样皮损时只能诊断皮肤干燥症，出现湿疹样改变后方可诊断。

七、治疗

去除病因，使用足够的保湿剂，其湿疹皮损治疗同湿疹。

八、预后

由于瘙痒明显，很影响工作及生活，搔抓及治疗不当又可发生急性湿疹化及皮肤脓皮病，因此不可不重视。

第39节 感染性皮炎

一、定义

感染性皮炎（infective dermatitis）是发生在原发皮肤感染灶周围的湿疹样损害，又称为传染性湿疹样皮炎（infective eczematoid dermatitis）或微生物性湿疹（microbial eczema）。皮损常继发于原发皮肤感染，如感染性外耳道炎、静脉曲张性溃疡、传染性软疣等。

二、发病情况

发病情况不详。

三、好发人群

本病好发于皮肤原发或继发感染的个体。

四、临床特点

皮损常继发于渗出性原发性皮肤感染，如感染性外耳道炎、静脉曲张性溃疡继发感染、外伤感染、间擦疹等，也有在传染性软疣周围发生者。本病表现为原有病灶周围的红斑、丘疹、渗液及结痂，常伴有浅糜烂。皮损边界清楚。

五、病因

可能病因为各种感染。

六、发病机制

发病机制不明，可能与局部感染灶病原体抗原引发的变态反应或对皮肤损伤分解的产物过敏有关，或与继发外用治疗药物过敏以及局部刺激有关，但均缺乏确切证据。

七、诊断

根据临床表现容易诊断。最好做原发感染灶及新发皮损细菌培养以明确是否存在细菌感染及其耐药情况，指导治疗。

八、治疗

积极治疗原发感染灶，湿疹皮损可参照接触性皮炎治疗。

九、预后

预后良好。但是反复皮肤感染者容易复发。

第 40 节　幼年性跖部皮病

一、定义

幼年性跖部皮病（juvenile plantar dermatosis）是一种累及 3 ～ 4 岁至青春期幼儿、儿童足跖部位的皮炎。

二、病因与发病情况

发病原因及发病率不明。夏季潮湿天气易发。

三、发病机制

发病机制尚不清楚，可能与特应性体质有关，有人认为是特应性皮炎的一种表现，也可能是穿透气性差的鞋袜引发的接触性皮炎。

四、临床特点

足跖部受压部位的皮肤及足跖前部持重部位皮肤常见，也可以累及足趾背部或足跟皮肤，少见足趾尖部，足趾间不受累。表现为干燥性、发亮的红斑或斑片，久之可以出现脱屑或皲裂。

五、治疗

穿透气性好的鞋袜。对症治疗见本章第 1 节湿疹部分。

六、预后

本病预后有自限性，一般在青春期自愈。

推荐阅读　Kalia S，Adams SP. Dermacase. Juvenile plantar dermatosis. Can Fam Physician，2005，51（9）：1203，1213.

第41节 人工皮炎

一、定义

人工皮炎（dermatitis factitia）指因为心理问题或情绪问题导致人为损伤自身皮肤或他人皮肤所致的皮炎。多见于寄生虫妄想或虐待儿童等精神系统问题。

本病与过敏关系不大，但由于常常被误诊为"过敏性皮炎"，在此简单讨论。

二、病因

发病原因不明，与心理及精神系统异常有关，可以有家族史。

三、发病情况

发病情况尚缺乏研究，但并不少见。女性多发。

四、临床特点

皮损可以见于任何部位，但以面部、四肢多见，表现多样，为形状怪异的皮损，不能用任何其他皮肤病解释，可以出现条索状、环状红斑以及糜烂、溃疡、坏死、结痂、瘢痕，也可以有丘疹、脓疱、结节等表现。

五、治疗

精神心理治疗，皮损治疗见本章湿疹部分。

六、预后

预后差。

第 42 节　未分类性湿疹

一、定义

未分类性湿疹（unclassified eczema）指临床表现符合湿疹皮炎的诊断，但不能归入任何一类有特异性独立名称的湿疹。临床上大量的湿疹、过敏性皮炎、湿疹样皮炎的诊断均可归入这一范畴。本病也可称为非特异性皮炎或湿疹（nonspecific dermatitis or eczema），为临床方便，常常简称湿疹。

二、病因与发病情况

发病原因不明，但经仔细采集病史，细致皮肤检查、长期随防以及各种化验检查可能最终有一部分患者可以找到原因，从而归入其他类湿疹皮炎。本病非常常见。

三、临床特点

未分类性湿疹的诊断系排除诊断，即排除其他特异性湿疹后，可以根据皮损分期为急性、亚急性或慢性湿疹，然后结合发病部位进行诊断，如发生于左小腿的急性湿疹，又不符合淤积性皮炎，则可诊断为左小腿急性湿疹。

四、治疗

治疗详见本章第 1 节湿疹部分。

五、预后

预后极差，极容易复发，痊愈率仅稍高于特应性皮炎。我们 2008 年随访 3 年显示湿疹的复发率为 85%。

推荐阅读　Li LF，Liu G，Wang J. Prognosis of unclassified eczema：a follow-up study. Arch Dermatol，2008，144（2）：160-164.

第5章
荨麻疹类疾病

一、定义

荨麻疹（urticaria）是由于皮肤黏膜小血管扩张和渗透性增高而出现的一种暂时性、局限性真皮水肿，以皮肤黏膜潮红和风团为特征，多数伴有瘙痒，可以伴发血管性水肿。

二、发病情况

本病常见，据统计全球荨麻疹的患病率为 15%～30%，其中 20% 的患者会发展成为慢性荨麻疹。慢性自发性荨麻疹患病率为 0.5%～1.5%。

三、病因

本病病因非常复杂，外源性因素如感染、药物、食物、接触物、昆虫叮咬以及冷、热、日光等物理因素，内源性因素如特应性体质、自身免疫性疾病、慢性系统性疾病等均与此病的发病有关。多数慢性自发性荨麻疹患者目前还不能找到病因，曾经称为特发性荨麻疹。

四、发病机制

核心机制是肥大细胞及嗜碱性粒细胞脱颗粒、释放组胺等炎症介质。引起肥大细胞及嗜碱性粒细胞脱颗粒的机制非常复杂，涉及感染、变态反应、假变态反应和自身免疫反应等。肥大细胞在发病机制中占有重要作用，通过免疫和非免疫机制被诱导活化。活化后脱颗粒，释放组胺、白三烯、前列腺素及细胞因子等，吸引嗜酸性粒细胞、淋巴细胞等参与炎症反应。影响荨麻疹的发生、发展、预后和治疗反应。少数荨麻疹患者肥大细胞活化的机制并不清楚，其发病也可能不依赖肥大细胞。根据发病机制不同，荨麻疹可分为免疫性荨麻疹和非免疫性荨麻疹。

（一）免疫性机制

免疫性机制又分为以下几种情况：

1. IgE 依赖的 I 型变态反应 变应原特异性 IgE 与肥大细胞或嗜碱性粒细胞表面受体结合，引起肥大细胞和嗜碱性粒细胞脱颗粒，释放组胺等介质，使血管通透性增加，毛细血管扩张，平滑肌收缩，腺体分泌增加，出现皮肤黏膜、消化道、呼吸道等一系列症状。变态反应引起者通常在暴露过敏原如食物、药物、吸入物、昆虫毒液等后 24 h 内发病，否则不考虑本发病机制。

2. III 型变态反应 抗原抗体复合物激活补体，除可以引起皮肤血管炎外，其中补体 C3a、C5a 也可以使肥大细胞脱颗粒，引发风团。

3. 自身免疫反应 自身免疫性荨麻疹分为两种情况，一种是患者血液中存在抗 IgE 的自身 IgG 抗体，与肥大细胞表面的 IgE 结合；另一种是患者血液中存在的 IgE Fc 受体的自身 IgG 抗体，直接与高亲和力 IgE Fc 受体结合；结合后诱发肥大细胞脱颗粒，引发荨麻疹的症状。

4. 自身致敏 患者血液中存在针对自身组织细胞抗原的自身 IgE 抗体，可以产生类似速发型变态反应的表现。

（二）非免疫性机制

非免疫性机制包括假性变态反应和与花生四烯酸代谢异常有关的荨麻疹。

1. 假性变态反应 指不通过变态反应机制直接使肥大细胞或嗜碱性粒细胞脱颗粒，引发类似变态反应的反应。肥大细胞释放剂包括：①多种药物：如阿托品、吗啡、奎宁、阿司匹林、毛果芸香碱、哌替啶（杜冷丁）、多黏菌素 B、可待因、聚山梨酯 80、维生素 B_1、筒箭毒碱及动物毒素等；

②食物：如鱼、虾、牛羊肉等肉类，蛋类以及蘑菇、草莓、茄子、竹笋、菠菜、苹果、李子等；③食品添加剂：如酵母、水杨酸、柠檬酸；④物理因素：如冷、热、日光、压力、摩擦、搔抓等也可以直接引起肥大细胞脱颗粒。假性变态反应可以引起急性、慢性荨麻疹及诱导性荨麻疹。

2. 与花生四烯酸代谢异常有关的荨麻疹　如阿司匹林及其他非甾体类抗炎药引起的荨麻疹，与花生四烯酸代谢异常有关，不是变态反应。

五、临床特点

自觉症状为程度不同的瘙痒，重度瘙痒可以影响睡眠。他觉症状为全身大小不等的风团，可以伴有血管性水肿。风团的大小和形态不一，此伏彼起，持续时间不定，但具体某个风团持续时间不超过 24 h。累及消化道者，可出现腹痛、恶心、呕吐、里急后重、黏液稀便等类似急性胃肠炎症状，也可似急腹症。如累及鼻黏膜可表现为卡他性鼻炎。累及喉头者，可有呼吸困难或窒息。病情严重的可伴心慌、血压下降及过敏性休克等严重过敏反应症状。

六、分类

根据风团是自发出现还是物理等因素诱发，本病分为自发性荨麻疹和诱导性荨麻疹。

（一）自发性荨麻疹

自发性荨麻疹又分为急性荨麻疹和慢性荨麻疹。

1. 急性荨麻疹　指病程在 6 周以内的自发性荨麻疹称为急性荨麻疹。

2. 慢性荨麻疹　指病程在 6 周以上，每周发病超过 2 天的自发性荨麻疹。

3. 慢性难治性荨麻疹　指使用常规剂量二代 H1 抗组胺药不能有效控制症状的慢性荨麻疹。

4. 抗组胺药抵抗性荨麻疹　如果将 H_1 抗组胺药增加至 4 倍剂量依然无效，则称为抗组胺药抵抗性荨麻疹。此种类型是慢性难治性荨麻疹的重型，容易伴发哮喘、过敏性鼻炎、特应性皮炎、甲状腺疾病、高血压、胃炎等疾病。

5. 间歇性荨麻疹 指非每周发病，发作间隔较长的自发性荨麻疹。

（二）诱导性荨麻疹

非自发性荨麻疹也称为诱导性荨麻疹，根据发病是否与物理因素有关分为物理性荨麻疹和非物理性荨麻疹。其中物理性荨麻疹可以由物理因素如寒冷、日晒等引起，也可以由神经、精神等因素诱发；非物理性荨麻疹包括水源性荨麻疹和接触性荨麻疹。诱导性荨麻疹主要包括以下类型：

1. 人工性荨麻疹 表现为皮肤瘙痒，搔抓后起条索状风团，检查皮肤划痕症阳性。

2. 冷接触性荨麻疹 分为获得性和遗传性两种。

（1）获得性冷接触性荨麻疹：表现为受冷后数分钟出现风团。如在游泳时发生，可致患者溺水死亡。进食冷饮，也可引起喉头肿胀。此型可用冰块试验诊断，即将小冰块放置于前臂皮肤上 5～10 min，如局部诱发风团即可确诊。

（2）遗传性冷接触性荨麻疹：为家族性常染色体显性遗传，女性多见，常于幼年开始发病，于受冷后数小时出现泛发性风团，可伴畏寒、发热、头痛、关节痛和外周血白细胞升高，被动转移试验阴性。

3. 胆碱能性荨麻疹 又称小丘疹状荨麻疹，多由运动、受热、紧张、热饮或饮酒使躯体体温上升而诱发。青年人多见，有特应性体质者更好发。自觉剧痒或针刺感，皮疹为 2～3 mm 大小风团，周围有红晕。有时伴乙酰胆碱症状，如腹痛、腹泻、头痛。

4. 延迟压力性荨麻疹 皮肤受压数小时后受压部位出现风团，持续8～12 h 消退。多见于臀部及足部，此型可能与激肽等炎症介质有关。

5. 接触性荨麻疹 由接触外界物质所引起的荨麻疹，皮损只发生于接触部位。反复发作则可以扩展，详见速发型接触性反应。

6. 蛋白胨性荨麻疹 多在暴饮暴食，特别是食入海鲜、肉类，饮酒，精神激动后皮肤出现的潮红和风团，并伴头痛、乏力，此型病程短，1～2日即可消退。

7. 日光性荨麻疹　由日光照射引发的荨麻疹。

8. 肾上腺能性荨麻疹　由情绪激动诱发的荨麻疹。

9. 运动诱发的荨麻疹　由运动诱发的荨麻疹。

10. 热接触性荨麻疹　由局部受热诱发的荨麻疹。

11. 水源性荨麻疹　由接触水而诱发的荨麻疹。

12. 振动性荨麻疹　由振动如使用电钻而诱发的荨麻疹。

13. 食物依赖-运动诱发荨麻疹　指进食某些食物后在一定时间内运动发生的瘙痒、荨麻疹反应。部分患者可发生严重过敏反应，如水肿、恶心、纳差等胃肠道症状、上呼吸道梗阻、呼吸困难等呼吸系统症状、大小便失禁、低血压甚至休克。报道的食物有贝类等海鲜、小麦、坚果、蔬菜、水果等，其中小麦最常见。上述症状通常在进食后 6 h 内进行运动时发生，但进食后不运动或空腹运动不会出现以上症状。除运动外，药物如阿司匹林及部分降压药、饮酒、感染、精神紧张或女性月经期等因素也可诱发过敏。此类荨麻疹可归属于诱导性荨麻疹。

临床中荨麻疹患者可以表现为以上单一类型，也可以同时表现为两种或两种以上类型，如慢性自发性荨麻疹常合并人工性荨麻疹。

七、诊断

根据迅速发生及消退的风团不难诊断。诊断可以参考以下流程：

（一）区分自发性荨麻疹与诱导性荨麻疹

首先根据病史，必要时辅助激发试验，如皮肤划痕试验、冰块试验等，确定患者是自发性荨麻疹还是诱导性荨麻疹，或是两者均存在。

（二）判断是否会出现严重过敏反应

急性荨麻疹，尤其是皮损广泛发病时间小于 24 h 者，必须同时检查生命体征如血压、呼吸及脉搏，及时发现可能的重症过敏反应（过敏性休克）。建议最好在医院观察至发病后 24 h。

（三）判断是否为症状性荨麻疹

自发性荨麻疹除了红斑、风团（可以伴发血管性水肿）、瘙痒外，一般没有其他症状。如果伴随其他症状，如发热、关节痛等，则风团可能是其他疾病的症状之一，即症状性荨麻疹。这种风团其实不是一个单独的疾病，而是其他疾病的前驱或伴随症状，此时应该明确原发病，积极治疗原发病。症状性荨麻疹包括以下情况：

1. 感染 具有相应感染中毒症状，如上呼吸道感染有发热、咽痛、周身不适，化验外周血白细胞变化等；消化道感染伴有发热、腹痛、腹泻等症状等。曾经有一位 19 岁男性因发热、心慌、周身风团来诊，使用抗组胺药及内服糖皮质激素无效，最后心电图发现明显异常，心内科最终诊断为病毒性心肌炎。

2. 药物 在某些疾病的基础上摄入某些药物，如抗生素、蛋白质、疫苗等，引发药物性荨麻疹。

3. 其他 须明确如大疱性类天疱疮、霍奇金淋巴瘤、白血病、真性红细胞增多症、嗜酸性粒细胞增多症、血管炎等的诊断。

（四）病因检查

根据临床表现进行有针对性的辅助检查，寻找病因或加重因素。急性荨麻疹的病因应多考虑食物、感染（尤其上呼吸道、消化道）及药物；慢性荨麻疹需进一步检查的指标包括血常规，尿常规，红细胞沉降率，肝、肾功能，胸部和鼻窦 X 线片，新鲜粪便寄生虫检查，自身抗体检查及过敏原筛查试验（包括食物、吸入物及接触物），以帮助查找病因。外周血嗜酸性粒细胞计数增多，提示过敏或有寄生虫感染；中性粒细胞增高提示有细菌感染。冷接触性荨麻疹患者血清冷球蛋白、冷纤维蛋白原及抗核抗体可以阳性。怀疑血清病样综合征时，应做肝功能及乙肝抗原检查，以排除乙肝病毒相关性血清病样综合征。自体血清皮内试验、组胺释放试验或免疫印记法可以辅助诊断自身免疫性荨麻疹。国际荨麻疹指南推荐对慢性荨麻疹进行血清甲状腺自身抗体及甲状腺功能的检测，抗体阳性提示自身免疫性荨麻疹。阳性患者也易出现抗组胺药抵抗。

八、鉴别诊断

须与荨麻疹性血管炎相鉴别。荨麻疹性血管炎的风团超过 24 h 不退，并可出现紫癜，消退后遗留色素沉着，皮损可伴有局部疼痛，如关节痛。部分患者伴有全身中毒症状，如发热、寒战、脉速等。如同时出现发热、关节痛、蛋白尿及白细胞升高，应注意血清病样综合征。确诊荨麻疹血管炎应行组织病理学检查。

九、治疗

（一）治疗目标

急性荨麻疹多呈良性经过，大部分患者在 1 ～ 2 周内痊愈，少部分尤其是风团数目少者迁延不愈，可能本身即是慢性荨麻疹；慢性荨麻疹病因复杂，反复发作，有些病程迁延可以至数年，但基本无生命危险。因此，治疗目的主要是控制症状，提高生活质量。

（二）病因治疗

去除病因及加重因素是治疗的关键。

（三）药物治疗

本病主要使用抗组胺药治疗。

1. 急性荨麻疹　可选用二代非镇静组胺 H1 受体拮抗剂治疗，若 1 种药效果不好，可合并 2 种药物。瘙痒明显影响睡眠时，也可以在睡前加用一代抗组胺药。

皮损广泛者，可予 10％葡萄糖酸钙 10 ml 加维生素 C 1.0 g 静脉注射。以上情况不能有效控制症状时，可选择泼尼松 30 ～ 40 mg/d 口服或等效剂量的糖皮质激素静脉或肌内注射。如伴腹痛，可予解痉药如阿托品。如有低血压或呼吸困难，应吸氧，皮下或肌内注射 0.1％肾上腺素 0.2 ～ 0.5 ml，必要时 15 min 内可重复。同时肌内注射苯海拉明 20 mg 或氯苯那敏（扑尔敏）10 ～ 20 mg。支气管痉挛者可静脉滴注氨茶碱 200 mg 及琥珀酸氢化可的松 200 mg。如有喉头水肿、呼吸困难窒息者可立即气管切开，观察血压及心电图变化。合并感染者应处理感染灶及抗感染治疗。

2.慢性荨麻疹　一线治疗为二代非镇静组胺 H1 受体拮抗剂，如能有效控制风团发作，可采用逐步增加服药间隔时间（比如隔日、隔 2 日或隔 3 日）或者减少每日服药剂量（减半或者 1/3）的阶段式逐步减量方法来减少药物剂量。慢性荨麻疹疗程一般不少于 1 个月，必要时可延长至 3 ～ 6 个月或更长时间。有的需要几个疗程。症状发生频率较低的患者在需要时进行治疗，也可以预防性用药。常规治疗 1 ～ 2 周后不能有效控制症状，可以更换抗组胺药物种类；或联合其他二代抗组胺药以提高抗炎作用；也可以短期（1 ～ 2 周）联合一代抗组胺药睡前服用；还可以联合抗白三烯药物如孟鲁司特钠，特别是对于非甾体抗炎药诱导的荨麻疹；或在获得患者知情同意情况下增加 2 ～ 4 倍剂量。如以上治疗方法均无效，可试用加用雷公藤多苷片每日 1 ～ 1.5 mg/kg，分 3 次口服，使用时需监测血常规及肝功能，并注意其生殖毒性等不良反应；或环孢素每日 3 ～ 5 mg/kg，分 2 ～ 3 次口服，使用时严密注意其副作用的发生；糖皮质激素能控制 50％抗组胺药治疗无效的慢性荨麻疹，国际指南推荐剂量为泼尼松 20 ～ 50 mg/d，疗程不超过 10 天，然而减量或停药后大部分患者会复发，不推荐常规使用。生物制剂奥马珠单抗（omalizumab，抗 IgE 单抗），对多数抗组胺药治疗后仍有症状的慢性荨麻疹（成人及 12 岁以上青少年患者）有较好疗效，推荐剂量 150 ～ 300 mg皮下注射，每 4 周注射 1 次，有效率可达 75％以上，大量的临床试验和研究已证明奥马珠单抗治疗的安全性和有效性，其通过与患者血清中游离的 IgE 特异性结合，降低患者血清中的游离 IgE 水平，阻断肥大细胞的活化，并可以稳定肥大细胞膜而发挥荨麻疹治疗的作用。推荐用于抗组胺药效果不佳的二线治疗。国外有研究显示，部分难治性慢性荨麻疹采用补骨脂素长波紫外线（PUVA）或中波紫外线均有一定治疗作用，并以 PUVA疗效更佳。

3.诱导性荨麻疹　首选二代抗组胺药。人工性荨麻疹对常规抗组胺药效果不好时，可联合酮替芬 1 mg 每日 1 ～ 2 次或窄谱 UVB、UVA1 或

PUVA。冷接触性荨麻疹可选用赛庚啶 2 mg 每日 3 次或联合多塞平 25 mg 每日 2 次治疗，并进行冷水适应性脱敏（抗核抗体阴性者）。胆碱能性荨麻疹可联合达那唑 0.6 g/d，每次 0.2 ～ 0.3 g 口服，每天 2 ～ 3 次，以后逐渐减为 0.2 ～ 0.3 g/d；或联合酮替芬 1 mg 每日 1 ～ 2 次，并逐渐增加水温和运动量。延迟压力性荨麻疹可联合孟鲁司特每日 10 mg；或糖皮质激素如泼尼松每日 30 ～ 40 mg；或柳氮磺胺吡啶每日 2 ～ 3 g 口服；难治患者可选择氨苯砜每日 50 mg 口服。日光性荨麻疹联合羟氯喹，每次 0.2 g，每日 2 次；或 UVA 或 UVB 脱敏治疗；或阿法诺肽（afamelanotide）16 mg 皮下单次注射。其他免疫抑制剂如甲氨蝶呤、硫唑嘌呤、吗替麦考酚酯等，也有部分病例报道的证据支持其疗效。奥马珠单抗治疗诱导性荨麻疹安全有效。

4. 特殊人群　妊娠期尤其是孕早期妇女，应尽量避免使用抗组胺药。症状反复发作，严重影响患者生活和工作时，应权衡利弊并在患者知情同意情况下选用西替利嗪或氯雷他定。抗组胺药可能经乳汁分泌，哺乳期妇女使用抗组胺药后，尤其是一代抗组胺药，可能引起婴儿食欲降低和嗜睡等反应，应尽量避免使用。现有的临床试验证实孕期使用奥马珠单抗安全，无致畸性，可在抗组胺药疗效不佳时酌情使用。儿童及老年患者应优先选用二代抗组胺药，以避免一代抗组胺药可能的中枢抑制作用和抗胆碱作用。对于老年患者，应注意防止由一代抗组胺药引起的摔倒风险及注意询问有无青光眼、前列腺肥大、心律失常等病史。对于伴有肝、肾功能异常的患者，应根据药物代谢情况选择适当的抗组胺药种类，并根据肝、肾功能受损的严重程度合理调整抗组胺药的剂量。

十、预后

本病剧烈瘙痒，对人影响较大，常影响工作、学习和休息。急性者 80% 以上预后良好，多在 1 周至 1 个月内痊愈。但也有 15% ～ 30% 患者变为慢性，数年不愈，非常痛苦。

第 2 节　血管性水肿

一、定义

血管性水肿（angioedema）是一种发生于皮肤或黏膜的局限性暂时性水肿，多见于头面部、喉头及外生殖器等组织疏松部位，又名巨大荨麻疹或血管神经性水肿。可以分为以下 3 种：

1. 一般性血管性水肿　可以单独发生或合并荨麻疹。

2. 遗传性血管性水肿。

3. 获得性血管性水肿。

二、发病情况

一般性血管性水肿者常见，10％～ 20％的人一生中至少发作过一次。遗传性血管性水肿者罕见，国外患病率 1/15 万。使用血管紧张素转化酶抑制剂（angiotensin converting enzyme inhibitor，ACEI）者本病的发生率为1/1000 ～ 2/1000 例次。获得性血管性水肿者罕见。

三、临床特点

（一）一般性血管性水肿

一般性血管性水肿多与荨麻疹伴发，也可单独发生，或作为全身性过敏反应的一部分而出现。伴有肿胀或胀痛感以及瘙痒，抗组胺药治疗有效。

（二）遗传性血管性水肿

遗传性血管性水肿多有家族史，儿童期发病。40％在 5 岁前首次发作，75％在 15 岁前发作。患者在发病年龄、频率、部位和严重程度等方面临床症状表现均有较大差异，可能与环境因素及基因突变类型有关。可无明显诱因或由外伤、月经不调、精神紧张、气温骤变等诱发，有时发生于月经后，与情绪也有关系。发作时病情严重，有自限性，2 ～ 3 天后可自愈，也可持续1周，易复发。主要表现为反复发作的皮肤或黏膜下非炎症性水肿，呈非对称性，非可凹性，边界不清，肤色正常或淡红，触之有弹性。无瘙痒、不伴发荨麻疹。可累及肢体、颜面、胃肠道、生殖系统及上呼吸道等。轻者可自行消退，重者可危及生命，尿潴留、胸痛或胸腔积液也可以发生。脑水肿时可以发生头痛、惊厥或偏瘫。喉头水肿者可引起呼吸道梗阻，如抢救不及时可数小时内窒息死亡，致死率高达11%～40%。

典型三联征为腹部绞痛、皮肤明显局限性水肿及喉头水肿。可伴有呕吐、腹泻。

有一种特殊类型的振动性血管性水肿，是一种遗传性物理过敏，由振动刺激而诱发，为肥大细胞内部缺陷所致。患者在振动4 min后发生局部肿胀，持续12 h，不伴荨麻疹。

（三）获得性血管性水肿

获得性血管性水肿多在40岁后发病，常有ACEI服用病史或伴有其他系统性疾病。患者局部有发胀、瘙痒或灼热感。组织疏松部位如头面部、眼睑、口唇及外生殖器易发，水肿为非可凹性，边界不清，持续1～3天可自行消退。如发生于喉头可引起呼吸困难、声嘶，导致窒息而死亡。1/4的患者水肿前1～4天可以出现游走性红斑。ACEI引起者多在用药1周内在面部，也可以其他部位水肿。

本类型也不伴发荨麻疹。也可以出现典型三联征：腹部绞痛、皮肤明显局限性水肿及喉头水肿。可伴有呕吐、腹泻。

四、病因和发病机制

（一）一般性血管性水肿

发病机制同荨麻疹，可由药物、食物、吸入物及物理因素引起，多伴有荨麻疹。

（二）遗传性血管性水肿

遗传性血管性水肿系常染色体显性遗传，分3种类型。1、2型系血清中C1胆碱酯酶的血清 α_2 球蛋白抑制物C1-INH缺乏或功能不正常所致。

1 型患者 C1-INH 浓度及功能均降低，约占 85％；2 型患者 C1-INH 浓度正常或增高，但功能降低，约占 15％。在外伤、剧烈运动、情绪激动等情况下，C1 过度活化，进一步激活补体系统，释放激肽，使血管通透性增加，肥大细胞释放组胺，发生局部水肿，发作时血清中 C4 及 C2 下降，静止期则正常。3 型为非 C1-INH 缺乏型。此类患者绝大多数发生于女性，C1-INH 浓度和功能均正常。文献报道与 *FXII* 基因突变、血管生成素 -1 基因（*ANGPT1*）突变和纤溶酶原基因（*PLG*）突变有关，而且发现 *PLG* 突变患者以面部和舌体肿胀为多见。此外，部分患者致病基因不明。

（三）获得性血管性水肿

获得性血管性水肿也可以分为两种类型，即 C1-INH 相关型和其他类型。前者包括淋巴瘤、白血病和淋巴细胞增生性疾病活化补体系统，继发 C1-INH 降低以及自身免疫病，产生抗 C1-INH 抗体引起。其他类型首先是 ACEI 相关的血管性水肿，患者在服用 ACEI 后体内 ACE 被抑制，会使缓激肽降解减少，继而血浆中缓激肽水平升高，出现血管性水肿。还有的患者病因不明，称为特发性者。

五、辅助检查

获得性血管性水肿可以伴有原发疾病表现；遗传性血管性水肿血 C1-INH 缺乏或活性低，C3、C4、C2 值可降低，而 C1 水平正常。检测 C1q 可以区别遗传性血管性水肿和获得性血管性水肿。前者正常而后者降低。血常规可以发现感染及血液系统异常。胸腹痛者应该做 X 线或 CT 检查。

六、诊断与鉴别诊断

根据突然发生的局部暂时性非可凹性肿胀，在数小时至数天消失，常累及眼睑、唇、舌、外生殖器等部位，不难诊断。

要区分的是属于哪种类型的血管性水肿，须进行详细的病史采集和进一步的检查。须与虫咬、过敏症、蜂窝织炎鉴别。

七、治疗

一般性血管性水肿治疗同荨麻疹。遗传性者用抗组胺药疗效不佳，应告知患者最好随身携带一病历卡片，说明自己患有本病，以便在发生喉头水肿时尽快诊断及抢救。ACEI 相关的血管性水肿的首要措施是停用 ACEI 类药物。C1-INH 缺乏相关的血管性水肿应积极治疗原发病。对于遗传性及获得性患者，使用抗组胺药物、糖皮质激素或肾上腺素治疗均无效。如有窒息应立即气管切开，气管插管急救。无论是遗传性还是获得性血管性水肿，浓缩 C1-INH（推荐剂量 500 ～ 2000 U 静脉）均是急性发作的一线药物。没有时可以静脉用新鲜冻血浆（2 U）。由于血浆中含有补体活化底物，因此开始时可能加重病情。抗纤溶药物如氨甲环酸（tranexamic acid）也可使用。

缓激肽抑制剂，包括激肽释放酶抑制剂艾卡仑肽（ecallantide）及缓激肽受体拮抗剂艾替班特（icatibant）是治疗遗传性血管性水肿的新型药物。

八、预防

对于每月发作 2 次以上或伴有呼吸障碍者，可以使用合成雄激素达那唑（danazol；400 ～ 600 mg/d 口服，一般 200 mg tid）或司坦唑醇（stanozolol；1 ～ 4 mg/d）。急性发作期使用抗纤溶剂氨甲环酸口服或静脉给药，作为儿童长期一线治疗药物。对于手术诱发的发作，可以在术前短期应用新鲜冰冻血浆或浓缩 C1-INH 和达那唑 200 mg tid 或司坦唑醇片 1 mg qid，在术前 5 ～ 10 天开始应用直至术后 3 天。对于遗传性血管性水肿患者，国外 FDA 批准了 C1 酯酶抑制剂及全人源单克隆抗体 Lanadelumab 抑制血浆激肽释放酶，用于青少年及成人的预防性治疗。ACEI 相关者避免应用此类药物。

九、预后

一般性血管性水肿儿童患者多数可自行消退，不影响生命。喉头血管性水肿则可导致窒息而死。

第3节 丘疹性荨麻疹

一、定义

丘疹性荨麻疹（papular urticaria）是常见的一种以鲜红色风团样丘疹为特征的皮肤病，与节肢动物叮咬有关，又名急性单纯性痒疹或荨麻疹样苔藓。

二、发病情况

本病常见，患病率不详，儿童多罹患本病，成人也不少见，女性稍多，常年均可以发病，春秋季节好发。居住郊区、养宠物或郊游易发。

三、临床特点

本病多见于春秋季，冬季随着气温的升高及供暖也可以发病。婴幼儿及儿童好发，成人亦可患此病，同一家庭中可以几人同时发病。瘙痒程度轻重不一，严重者可影响日常起居和生活。皮损好发于躯干、四肢伸侧，为孤立、散在分布的略带纺锤形的风团样丘疹、斑丘疹，绿豆至花生米大小，顶端常有小水疱，疱液清亮，抓破后形成浆液性或血性结痂。常见2～3个皮损排成一列，国外有人称之为昆虫叮咬的"早餐、午餐、晚餐征"。新旧皮损常同时存在，搔抓可引起继发感染，一般病程1～2周，皮疹消退后可留下暂时性色素沉着。皮疹可分批反复发生，数周后渐愈。有时红斑、水肿常于消退后遗留质地坚硬丘疹或结节，剧痒，与痒疹难以区分。一般无全身症状，继发感染时可有淋巴结肿大或发热。

四、病因与发病机制

病因尚不明确，发病假说包括昆虫叮咬说、消化功能紊乱说、食物过敏说等。目前多认为与虫咬有关，可能系对昆虫叮咬的毒素过敏所致，而其他假说仍无有力证据证明。除速发型变态反应外，局部常可见C1q、C3

和 IgM 沉积，提示存在Ⅲ型变态反应。还有研究发现蚤咬所致的免疫组织病理表现以嗜酸性粒细胞和 CD4$^+$T 淋巴细胞为主，其发病机制可能涉及Ⅰ型变态反应迟发相和Ⅳ型变态反应。此外，感染因素会诱发与加重患者病情；精神因素会导致神经内分泌紊乱，影响疾病进程。

五、诊断

根据孤立、散在不对称分布风团样丘疹、斑丘疹，顶端有水疱的特点，一般不难诊断。应与水痘和大疱性皮肤病相鉴别。

水痘有流行性，发病前 1 ～ 2 天有前驱症状。皮疹数目较多，损害较小，疹型为红斑、丘疹、水疱同时出现，散发于头皮、面部、躯干、四肢，躯干皮疹多，四肢相对少，口腔黏膜亦可累及，伴轻到中度全身症状。一般不复发。

丘疹性荨麻疹好发于外露部位，不累及黏膜，反复发作。长期不消退的结节应该做病理排除淋巴瘤。大疱性类天疱疮也可以见到水疱、大疱，但多见于老年人，而丘疹性荨麻疹老年人少见。

六、治疗

治疗首先要去除可能的病因，居住环境内消灭蚤、蚊、螨、蠓等昆虫。由于我国患者对昆虫叮咬多缺乏认识，因此单纯告知系昆虫叮咬引起往往不容易接受，反而造成不必要的争议。建议告知患者本病是过敏反应，但与环境有关，最好避免在草地久留、登山、露宿、郊游、接触动物等，逐渐让其理解。具体治疗包括局部治疗及系统治疗两部分。

（一）局部治疗

皮损可以外用止痒药如白色洗剂、炉甘石洗剂，症状重者可以外用糖皮质激素，如曲安奈德硝酸益康唑乳膏或糠酸莫米松乳膏；合并感染时加用抗感染药物，如 0.1％利凡诺液及利凡诺糊剂。有大疱者可以抽吸疱液。对于新发皮损，可以马上局部涂抹氨薄荷醑，有很好的止痒作用。

（二）系统药物治疗

治疗首选抗组胺药，如氯雷他定 10 mg qd。瘙痒剧烈、皮损广泛者可以短期系统使用糖皮质激素，如复方倍他米松注射液 1 ～ 2 ml 肌内注射；肥厚结节的治疗可以采用复方倍他米松注射液 1 ～ 2 mg 局部封闭。

七、预后

本病随着年龄增大，症状逐渐减轻，最终多数可以停止发生，这是免疫耐受的结果，因此本病多数可以自愈。但反复发作后，部分患者可发展为单纯痒疹或结节性痒疹。

八、预防

到外地出差或旅游等发病者无需特殊预防，一般不到原发病地区不复发；如果再次去该地，则应注意对小昆虫的防护。在家引起者应注意环境杀虫，居室及外出要预防蚊虫叮咬。已经出现一个至数个皮损时切勿搔抓，以免造成感染，加重病情。

第6章
药物变态反应与药疹

一、定义

药物变态反应（drug allergy）指药物通过各种途径进入人体后所引起的变态反应，除累及皮肤黏膜外，严重者可以影响到机体其他系统。

药疹（drug eruption）又称药物性皮炎（dermatitis medicamentosa），可以由免疫性机制或非免疫性机制引起。其中有些是变态反应，有些不是变态反应。

二、发病情况

国外住院患者药疹发病率2%～5%，门诊患者大于1%。住院患者重症药疹发病率1/1000。女性及老年人多发。有免疫抑制的人群药疹的风险性是正常人的10倍。根据疾病在人群中的发生频率定义：非常常见（≥1/10），常见（≥1/100且<1/10），不常见（≥1/1000且<1/100），罕见（≥1/10 000且<1/1000）以及非常罕见（<1/10 000），药物不良反应属于常见。

三、临床特点

瘙痒是药疹最常见和最明显的自觉症状，其他全身症状可有恶寒、发热、头痛、恶心、乏力等。重症药疹如大疱性表皮坏死松解型药疹、重症多形红斑型药疹以疼痛和触痛为主。药疹的皮损表现多种多样，可以类似多种皮肤病。

（一）发疹型药疹、麻疹样药疹或斑丘疹型药疹

发疹型药疹、麻疹样药疹或斑丘疹型药疹（exanthematous or morbilliform or maculopapular drug eruption）又称为中毒性红斑型药疹（toxic erythema-like drug eruption）。皮疹类似麻疹或猩红热，多由解热镇痛药、抗生素（如青霉素等）、磺胺类、巴比妥类、抗风湿药等药物引起。常伴发热，体温可达 39～40℃，可有头痛及全身不适。皮疹为小片红色斑疹、斑丘疹，可从面、颈、上肢、躯干向下发展，快的 12 h，慢的 3～4 天遍布全身，但以躯干为主。皮疹可融合。一般状况好，无麻疹的卡他症状，也无麻疹、猩红热的其他症状和体征。停药 1～2 周后病情好转，体温下降，皮疹颜色变淡，继以糠皮状大片脱屑。处理不当可转为红皮病型药疹。

（二）肢端红斑型药疹

肢端红斑型药疹（acral erythema-like drug eruption）也称手-足综合征（hand-foot syndrome），又称为掌跖感觉丧失性红斑（palmoplantar erythrody sesthesia），表现为对称性掌跖红肿、压痛、麻木，系化疗药的毒性反应，停药 2～4 周可以消退。

（三）荨麻疹型药疹

荨麻疹型药疹（urticaria drug eruption）表现为荨麻疹，多由青霉素、呋喃唑酮（痢特灵）、血清制品、疫苗、非甾体抗炎药等引起。呋喃唑酮所致荨麻疹型药疹全身症状重，皮疹广泛，持续时间长。长期微量接触致敏药物可表现为慢性荨麻疹。

（四）血清病样综合征型药疹

血清病样综合征型药疹（serum sickness or serum sickness-like drug eruption）除皮疹外，还伴有发热、关节痛、淋巴结肿大、血管性水肿、蛋白尿等表现。皮疹可以表现为荨麻疹、多形性红斑、紫癜、环状红斑或中毒性红斑。引起该药疹的药物同荨麻疹。

（五）过敏性休克型药疹

过敏性休克型药疹（anaphylactic shock-like drug eruption）是一种严重的药物反应，以蛋白质类药物及抗生素为常见。发病急骤，用药后 5 ～ 30 min 内即可发作，皮肤产生水肿性红斑及风团，自觉瘙痒；伴呼吸道阻塞症状如胸闷、气憋、气促、呼吸困难、窒息、发绀以及周围循环衰竭症状，如面色苍白、冷汗淋漓、四肢厥冷、脉搏减弱、血压下降、尿量减少；还有神经系统症状，如烦燥不安、神志不清、昏迷、抽搐、大小便失禁。此外还可有恶心、呕吐、腹痛、发热等表现。

（六）固定性药疹

固定性药疹（fixed drug eruption）常由磺胺、索米痛、解热镇痛药、巴比妥类等多种药物引起。用药数小时内发生。皮疹为类圆形或椭圆形水肿性紫红色斑块，直径可达数厘米，常为一个至数个，界清，重的可发生大疱。停药 1 周后红斑消退，遗留灰黑色素斑，经久不退。再次服药常于原处再次出疹并扩大。随着复发次数的增加，皮疹数目也增加。损害常发生于皮肤黏膜交界处，手、足背及躯干也可发生。如黏膜处发生糜烂可有痛感。反复发生的固定性药疹可演变为大疱性表皮坏死松解症型药疹。

（七）急性泛发性发疹性脓疱病

急性泛发性发疹性脓疱病（acute generalized exanthematous pustulosis, AGEP）又称脓疱型药疹（pustular drug eruption），表现为在发热、泛发性红斑的基础上小的无菌性非毛囊性脓疱，类似脓疱性银屑病，外周血白细胞及嗜酸性粒细胞明显升高。多由抗生素引起。停药后 7 ～ 10 天消退。

（八）多形红斑型药疹

多形红斑型药疹（erythema multiforme-like drug eruption）常由磺胺类药物、解热镇痛药、巴比妥类药物及青霉胺等引起。典型皮损为靶形红斑即豌豆至蚕豆大小圆形或椭圆形水肿性红斑，中心呈紫红色或有水疱，界清。此外尚有小红丘疹、斑丘疹等。常对称发生于四肢，伸侧多见，可伴发热、关节痛或腹痛。

（九）重症多形性红斑型药疹

如果多形红斑型药疹皮损广泛，表皮剥脱占体表面积10%以下，2处以上皮肤黏膜交界处发生大疱及糜烂，如睑缘、口周、阴部及肛周糜烂，疼痛剧烈，则称为重症多形性红斑型药疹，即Stevens-Johnson综合征（Stevens-Johnson syndrome，SJS），是一种重症药疹，多伴高热、肺炎、肝肾功能障碍等。

（十）中毒性大疱性表皮坏死松解型药疹

中毒性大疱性表皮坏死松解型药疹（toxic epidermal necrolysis-like drug eruption，TEN型药疹）是重症药疹之一。此型死亡率高，需住院救治。可由磺胺类药物、解热镇痛药（水杨酸、保泰松、氨基比林等）、抗生素、巴比妥类药物、卡马西平等多种药物引起。本型药疹起病急，全身中毒症状重。皮损为弥漫性紫红或暗红色斑片，触痛显著，有大小不等松弛性水疱，Nikolsky征阳性。一般将表皮剥脱面积10%～30%者称为SJS-TEN重叠。表皮坏死松解面积30%以上者称为TEN。黏膜糜烂明显，发生在眼角膜的损害，可导致角膜穿孔。重者可合并感染、肝肾功能紊乱、电解质紊乱、内脏出血，甚至死亡，须即刻停药抢救。

（十一）剥脱性皮炎型药疹

剥脱性皮炎型药疹（exfoliative dermatitis-like drug eruption）又称红皮病型（erythroderma-like drug eruption）药疹，为重症药疹之一。此型可由巴比妥类药物、磺胺类药物、苯妥英钠、异烟肼、别嘌呤醇、秋水仙素、卡马西平、保泰松等引起。初发皮疹可类似于麻疹或猩红热样表现，逐渐融合呈全身性水肿性红斑，尤以面部、手足为重。2周后，全身皮肤呈鳞片状或落叶状脱屑。手足呈手套、袜套状剥脱，头发、指（趾）甲也可脱落。口腔可发生糜烂，影响进食、呼吸等。眼部可表现结膜充血、畏光、分泌物增加，重时可发生角膜溃疡。全身淋巴结可肿大。可合并肝肾损害、支气管炎、肺炎等，血液中白细胞常升高。皮肤剥脱可持续数月，重者可全身衰竭或继发感染而死亡。

（十二）紫癜型药疹

紫癜型药疹（purpura drug eruption）表现为皮肤紫癜，皮疹平或隆起，可由巴比妥类药物、磺酰脲类药物、甲丙氨酯（眠尔通）、噻嗪类利尿药、新霉素、奎宁等引起，机制为血小板减少或过敏性血管炎（vasculitis）。

（十三）湿疹型药疹

湿疹型药疹（eczematous drug eruption）表现同湿疹，可由外用药物接触性皮炎再内用该致敏药物所致。

（十四）痤疮型药疹

痤疮型药疹（acneiform drug eruption）表现类似于痤疮，可由碘、溴、糖皮质激素、避孕药、异烟肼等药物引起，常于服药 1 ～ 2 个月以后发生。多见于躯干上部，仅见炎性丘疹脓疱，无黑头粉刺是其特点。

（十五）光感性药疹

光感性药疹（photosensitive drug eruption）常由四环素类药物、噻嗪类药物、灰黄霉素、异丙嗪、磺胺、氯丙嗪（冬眠灵）、补骨脂等服用后再经日光照射所致，皮疹形态如湿疹样，以外露部位最重，可持续几星期，再次用药日晒后 48 h 可发病。

（十六）系统性红斑狼疮样药疹

系统性红斑狼疮样药疹（systemic lupus erythematosus-like drug eruption）可出现蝶形红斑、光敏感、关节炎、发烧等表现，常见的药物有肼屈嗪、普鲁卡因胺、异烟肼、苯妥英钠。TNF-α 抑制剂也有报告。

（十七）皮肌炎样药疹

皮肌炎样药疹（dermatomyositis-like drug eruption）可以出现皮损但无肌肉相关症状。停药恢复。

（十八）结节性红斑型药疹

结节性红斑型药疹（erythema nodosum-like drug eruption）表现类似于

结节性红斑，常由磺胺药或口服避孕药引起。

（十九）药物超敏反应综合征

药物超敏反应综合征（drug hypersensitivity syndrome）又称为药物反应伴发嗜酸性粒细胞增多和系统症状（drug reaction with eosinophilia and systemic symptoms，DRESS），是重症药疹之一。常由抗惊厥药引起，在用药 1～3 周后或 3 个月后发生反应，表现为发热、咽痛、皮疹、淋巴结肿大、肝炎、肾炎及外周血嗜酸性粒细胞升高等多系统损害，可持续数周至数月。

（二十）扁平苔藓样药疹

扁平苔藓样药疹（lichenoid drug eruption）表现类似于扁平苔藓，可由铋剂、卡马西平、诺氟沙星（氟哌酸）、氯喹等引起。

（二十一）大疱性药疹

大疱性药疹（bullous drug eruption）表现为直径超过 0.5 cm 的紧张性大疱，以四肢远端及阴部多见，可由阿司匹林、巴比妥类、磺胺类等引起。阿莫西林、青霉胺、卡托普利、青霉素类、特比萘芬等有引起大疱性类天疱疮的报告。

（二十二）药物诱发的银屑病

药物诱发的银屑病（drug-induced psoriasis）表现为新发银屑病或原有银屑病加重，可由锂剂、β 受体阻断剂及磺胺类药物、干扰素等引起。

（二十三）对称性药物相关性间擦部和屈侧疹

对称性药物相关性间擦部和屈侧疹（symmetrical drug related intertriginous and flexural exanthema，SDRIFE）曾经被认为是狒狒综合征（baboon syndrome），即系统性接触性皮炎，也有人称之为系统性药物相关性间擦部和屈侧疹。目前则被认为由非接触过敏引起。男性较女性多见，系统用药后数小时到 2 天内发病，主要致敏药物为阿莫西林以及其他 β - 内酰胺类抗生素（见临床照片图 8 ～ 12）。临床诊断标准为：

1. 有系统用药史。

2. 臀部 / 肛周和（或）腹股沟 / 外生殖器区 V 形红斑。

3. 至少 1 个其他间擦或屈侧部位受累。

4. 皮损对称。

5. 无全身症状和体征。

6. 排除可疑药物接触性过敏史。

（二十四）淋巴瘤样药疹

淋巴瘤样药疹（lymphoma-like drug eruption）又称药物诱发的皮肤假性淋巴瘤（drug-induced pseudolymphoma），临床和病理均类似淋巴瘤，皮疹可表现为孤立性或多发性红色结节或斑块，也可表现为蕈样肉芽肿样、Sézary 综合征红皮病样的皮损。抗惊厥药、抗抑郁药、降压药（β 受体阻滞剂、血管紧张素酶抑制剂、钙离子拮抗剂）、抗组胺药、解热镇痛药、生物制剂等药物均可诱发本型药疹。大多数患者在停用致病药物后皮损得到缓解。

四、病因与发病机制

（一）药物变态反应

药物变态反应是药物通过变态反应机制引发的药疹。四型变态反应可以单独或混合发生。速发型超敏反应包括荨麻疹型药疹、血管性水肿、过敏性休克型药疹，常见的致病药物为青霉素、胰岛素、血清制品、疫苗等蛋白类药物。Ⅱ型变态反应为细胞毒型，可在药物过敏患者引起溶血性贫血、血小板减少型紫癜、粒细胞减少及肝、肾损害等，主要致病药物为抗生素。Ⅲ型变态反应为免疫复合物型反应，包括血清病样综合征、迟发性荨麻疹、药物热、血管炎性荨麻疹及肾小球肾炎等反应，常见致病药物包括奎宁、水杨酸、氯丙嗪、磺胺等。Ⅳ型变态反应为致敏淋巴细胞介导的迟发型超敏反应，包括湿疹样及发疹型药疹、剥脱性皮炎以及光变态反应等。多数反应为混合型变态反应。Th17 细胞参与多数药物变态反应。

（二）药物变态反应的特征

1. 仅在少数敏感个体发病。

2. 需致敏，有致敏期。初次用药一般 4 ～ 20 天或更长时间以后才会发病。敏感者再次用药可在数分钟至 2 ～ 3 天内发生反应。

3. 小剂量药物即可引发反应。

4. 有交叉过敏现象。即使用与过敏药物结构相似的药物也可发生反应。

5. 反应与药物药理作用无关。

6. 同一药物在不同敏感者可引起不同的皮疹，而同一种皮疹也可由不同的药物过敏引起。

（三）非免疫机制引起的药疹

1. 假性变态反应　药物直接刺激肥大细胞脱颗粒，如阿司匹林、阿片类药物、静脉造影剂等为组胺释放剂，可引起肥大细胞、嗜碱性粒细胞脱颗粒而引起荨麻疹及血管性水肿。

2. 药物过量反应　即中毒反应或蓄积中毒反应：如碘、溴化物可引起痤疮样皮损，砷剂可引起色素沉着、角化及鳞癌等，抗凝药物过量引起的皮肤紫癜，化疗药物引起的肢端红斑等，与药物的剂量有关。

3. 药物本身的副作用　如化疗药物引发的脱发，肾上腺糖皮质激素引起的痤疮样皮疹等。

4. 特异质反应（idiosyncratic reaction）　如传染性单核细胞增多症患者的阿莫西林药疹。

5. 不耐受（intolerance）　如 N 乙酰转移酶代谢慢的人容易发生普鲁卡因胺药物性红斑狼疮。

6. 还有一些药疹的机制不明。

（四）与人类白细胞抗原的关系

研究发现某些重症药疹与人类白细胞抗原（human leukocyte antigen，HLA）关系密切，如 HLA-B*57：01 与阿巴卡韦（abacavir）药疹，HLA-B*15：02/HLA-A*31：01 与卡马西平（carbamazepine）药疹，HLA-B*58：01 与别嘌呤醇（allopurinol）药疹。可以用于风险性预测。

五、辅助检查

血常规检查可见外周血白细胞升高，嗜酸性粒细胞升高或白细胞、红细胞、血小板下降。可有蛋白尿、血尿以及肝、肾功能异常，也可出现心电图异常。目前还没有可靠实验室方法确定可疑药物。过敏原皮内试验或斑贴试验对于辅助确定可疑致病药物价值有限。

六、诊断与鉴别诊断

根据发病前用药史，发病突然及既往药物过敏史，可怀疑药疹并推断可疑致病药物。根据用药后发疹时间及临床表现，如突然发生的皮疹、皮疹对称分布、进展快，颜色鲜红，瘙痒，伴有全身症状，如发烧、不适等，可基本诊断。目前还无成熟可靠的体外试验方法辅助诊断。

药疹应与其他所有类似皮损的皮肤病相鉴别，如发疹型药疹应与发疹性皮肤病，如麻疹、猩红热等鉴别。药疹的皮损更为鲜红和瘙痒，无发疹性疾病的前驱症状及卡他症状等，而且全身不适也较轻，也无发疹性疾病的伴随症状如麻疹的 Koplik 斑、猩红热的草莓样舌等。鉴别诊断有困难时，也可做皮肤活检。

以下症状提示重症药疹，包括：高热、呼吸困难、低血压，黏膜糜烂、水疱大疱、Nikolsky 征阳性、口咽部水肿、融合性红斑、隆起性紫癜、表皮疼痛、坏死等。

七、治疗

必须先去除病因，同时采用抗炎及支持疗法。

（一）停药

停用一切可疑致敏药物及结构相似的药物。

（二）促进药物排出

可静脉输注适当液体增加血容量或多饮水加速药物排出。

（三）轻型药疹的治疗

可予抗组胺药、维生素C、钙剂治疗，可以不使用系统糖皮质激素。中度药疹可以在上述基础上加用中等剂量激素（泼尼松30～60 mg/d），待皮疹消退后减量至停药，疗程2～3周。注意激素禁忌证。局部用药可参照急性、亚急性、慢性湿疹皮肤外用药处理原则。外用药原则为保护、止痒，根据皮损情况对症处理。对于无渗出性皮疹，可给予单纯粉剂或洗剂，以保持干燥、散热，促进炎症消退。有渗出时，可用湿敷或油剂。对于大疱可用无菌针抽吸疱液，外用抗菌药物。注意消毒隔离，口、眼、外生殖器黏膜损害时，应积极请相关科室会诊，并预防粘连，如眼部损害可外用生理盐水、激素、抗生素类药水；口腔黏膜损害可用漱口液漱口，使用溃疡膏等。

（四）重型药疹的治疗

重型药疹如剥脱性皮炎、中毒性大疱性表皮坏死松解症、重症多形性红斑型药疹和药物超敏反应综合征，应即刻停药，积极住院抢救，加强护理及支持疗法。给予高蛋白、高热量且富含维生素的流质、半流质饮食。注意酸碱、水电解质平衡，注意保暖、清洁、保持呼吸道通畅，鼓励患者勤翻身、拍背、咳嗽，以利于排出松解的呼吸道黏膜。严防交叉感染和交叉过敏的发生。若怀疑有继发感染，可选择全身系统应用抗生素。应及早、足量内用糖皮质激素，可予相当于琥珀酸氢化可的松400 mg/d静脉滴注，待体温下降，皮疹颜色变淡，无新疹发生，可逐渐减量，换用口服激素如泼尼松。一般3～4天可减激素的1/8～1/4量。对原有疾病要换用不过敏的药物维持主要治疗。有内脏损害者须对症处理，如保肝治疗。必要时可予能量合剂。足量糖皮质激素治疗3～5天无效的TEN，可以考虑静脉给予免疫球蛋白0.4～1 g/（kg·d），连用3天；也可以使用环孢素。药物超敏反应综合征、血清病样反应也需要糖皮质激素治疗。注意DRESS可能病程很长，我们曾经救治过1例抗结核药引起的DRESS患者，糖皮质激素一直持续使用1年，期间减量即复发。

近期随着人们对药疹发病机制的进一步认识，生物制剂也应用到重症药疹的治疗中。其中报道最多的是肿瘤坏死因子（TNF）-α 拮抗剂在 SJS-TEN 中的应用，无论是单独应用，作为二线药物使用，还是和其他系统药物联用，均显示了良好的效果和安全性。某系统回顾总结了 91 例 SJS-TEN 成人及青少年患者，其中 79 例（86.8％）有效，目前报道用量为英夫利西单抗 5 mg/（kg·d）或 300 mg/d、依那西普 25 ～ 50 mg/d，单次或每周 2 次给药。在 DRESS 以及 AGEP 中，均有成功应用 TNF-α 拮抗剂进行治疗的个案报道。此外，国外还有成功应用美泊利单抗、贝那利珠单抗［白介素（IL）-5 单抗］，托珠单抗（IL-6 单抗），托法替布等 Janus 激酶（JAK）抑制剂治疗 DRESS 的个案报道。也有报道应用奥马珠单抗（IgE 单抗）治疗 TEN 的成功案例。

（五）过敏性休克型药物变态反应的治疗

应立即停用可疑致敏药物，去枕平卧，密切监测生命体征，如呼吸、血压、心率及尿量。即刻皮下或肌内注射 0.1％肾上腺素 0.2 ～ 1.0 ml，肌内注射地塞米松 5 mg，氯苯那敏（扑尔敏）10 mg，同时开放静脉，给予 5％～ 10％葡萄糖 500 ml，加琥珀酸氢化可的松 200 mg 静滴或甲泼尼龙琥珀酸钠 40 ～ 80 mg 静滴。如血压不升，可于 15 ～ 20 min 内重复注射肾上腺素一次，同时请内科会诊，使用多巴胺等升压药。有喉头水肿、影响呼吸者，应迅速请耳鼻喉科大夫会诊，气管插管抢救生命。有下呼吸道痉挛者可在内科医师指导下使用氨茶碱。

八、预后

本病发病较急，多呈急性过程，多数在停用致病药物后用抗过敏药物及对症支持治疗可在 1 ～ 3 周左右恢复。但严重的药物性红皮症、表皮坏死松解、DRESS 或内脏器官损害，可以危及生命。在发生了药疹以后，再次使用该过敏药物，更易发生重症反应。重症多形红斑型药疹致死率可以高达 5％，中毒性大疱性表皮坏死松解症死亡率为 20％～ 30％，多数患者死于感染。

九、预防

1.用药前要仔细询问患者的药物过敏史，避免应用已知过敏药物及与过敏药物结构相似的药物。勿滥用药物。有些药物为了加强药效，常常做成复方制剂如感冒通、康泰克、速效感冒胶囊、增效联磺片等，要注意其中是否含有与过敏药物结构类似的成分，避免使用。

2.易致敏的药物用药前要常规做皮试，如青霉素、链霉素、普鲁卡因、破伤风抗毒素等。

3.应详细告知患者致敏药物及同类药物的名称，并记录在病史中，使其以后看病时能够告知医生。

4.内用药物后如有瘙痒、红斑、胸闷、气喘、发热、全身不适等症状出现，应立即停用可疑药物并进一步检查。

推荐阅读　[1] Sousa-Pinto B，Correia C，Gomes L，et al. HLA and delayed drug-induced hypersensitivity. Int Arch Allergy Immunol，2016，170（3）：163-179.

[2] Frantz R，Huang S，Are A，et al. Stevens-Johnson syndrome and toxic epidermal necrolysis：a review of diagnosis and management. Medicina（Kaunas），2021，57（9）：895.

[3] Jacobsen A，Olabi B，Langley A，et al. Systemic interventions for treatment of Stevens-Johnson syndrome（SJS），toxic epidermal necrolysis（TEN），and SJS/TEN overlap syndrome. Cochrane Database Syst Rev，2022，3（3）：CD013130.

第7章
皮肤血管炎

第1节　过敏性紫癜

一、定义

过敏性紫癜（anaphylactoid purpura，Henoch- Schönlein purpura）系 IgA 介导的小血管炎，以皮肤紫癜为特征性表现。

二、发病情况

美国儿童发病率为 14/100 000；我国患病率尚不明确。春秋冬季好发。

三、好发人群

本病主要累及儿童，男∶女为（1.5 ～ 2）∶1。

四、家族史

家族史尚不明确。

五、特应性病史

特应性病史尚不明确。

六、临床特点

多发于下肢，但也可见于其他部位。皮损为可触及的（隆起性）紫癜或淤点，对称发作，可以出现风团、水疱、大疱、血疱或溃疡。

七、系统表现

可伴有关节痛、腹痛、蛋白尿、血尿、消化道出血以及全身不适、低热等。表现可分为四型：

1.单纯型 主要见于儿童及青少年，但成人也可发病。以皮肤损害为主，无内脏受累。

2.关节型 为皮肤损害伴发关节酸痛、肿胀。

3.肾型 为皮损合并血尿、蛋白尿、管型尿等肾损害。

4.腹型 为皮损合并腹痛、恶心、呕吐及血便，多见于小儿、腹疼剧烈，重者可出现肠套叠或穿孔。

八、可能病因

虽然称为过敏性紫癜，但是过敏原因很难明确。目前认为多种因素均可以刺激机体产生 IgA，抗原抗体复合物沉积在小血管，激活补体，趋化中性粒细胞造成局部损伤，这些因素包括：

1.感染 常见上呼吸道感染，也可见其他少见感染。

2.药物 如解热镇痛药和抗生素。

3.食物 如海产品、酒。

4.肿瘤

5.物理因素 如受寒。

九、辅助检查

血常规检查可见血小板计数、出凝血时间均正常；红细胞沉降率快、毛细血管脆性试验阳性；肾型者尿常规异常，腹型者便常规潜血阳性。抗链球菌溶血素 O（antistreptolysin O，ASO）试验阳性提示链球菌感染。

十、诊断

根据病史及化验检查诊断，血小板数目正常和可触及紫癜可区别血小板减少性紫癜。发病年龄小于 20 岁被国外多数学者认为是诊断标准之一。

十一、治疗

1. 去除一切可能病因及诱因。

2. 单纯型者可以使用抗组胺药、钙剂及维生素 C 内服。不建议使用糖皮质激素。

3. 肾型者需内科治疗，可试用糖皮质激素，也可试用大剂量免疫球蛋白静滴；关节型使用非甾体类抗炎药；腹型者需密切观察，注意肠套叠及穿孔，并及时外科处理。

十二、预后

本病为自限性，一般数周后可自愈，但易复发。往往反复发作数年，对人的影响很大。患者往往不敢从事重体力劳动，不敢食"发物"，很影响劳动力。不到 1% 的患者发展为慢性肾衰竭。患者应该每月检查尿常规。

十三、预防

去除可能诱因。

第 2 节　过敏性（变应性）血管炎

一、定义

变应性（过敏性）血管炎（hypersensitivity vasculitis）又名白细胞碎裂性血管炎（leukocytoclastic vasculitis）是由 IgG、IgM 介导的血管炎。

二、发病情况

本病少见。所有年龄均可见，无季节性。

三、家族史

家族史尚不明确。

四、特应性病史

特应性病史尚不明确。

五、临床特点

本病表现为无症状或自觉痛痒的可触及性紫癜，多见于腿部，但也可以见于其他部位。皮损可以聚集成块，出现结节及溃疡；可以伴发风团和皮肤色素沉着。

六、系统表现

本病可以累及内脏，依次为消化道（表现腹痛、腹泻、血便）、肾（出现血尿）、关节（关节痛或肿胀）以及呼吸道（出现咯血、咳嗽）。少见累及的器官包括心脏及神经系统。

七、病因

本病虽然称为变应性血管炎，但变应原难以确定。50%左右的患者找不到病因。可能原因包括药物（多见使用抗生素、解热镇痛药、利尿药等药物后发病）、感染（常见上呼吸道感染、病毒性肝炎、HIV 感染等）、食物及其添加剂、自身免疫病、炎症性肠病或肿瘤等。

八、辅助检查

辅助检查包括血常规、红细胞沉降率、尿常规、血生化、便潜血、血风湿三项、抗中性粒细胞胞质抗体、抗核抗体、补体及病毒感染筛查。发热者检查超声心动图、肺功能等，必要时进行肿瘤筛查。

九、皮肤病理表现

标本采集合适时，可见到小血管炎，血管及周围中性粒细胞浸润和核尘，红细胞外渗，血管壁纤维素样坏死；免疫荧光 IgG 沉积。

十、诊断

根据临床表现和相关实验室检查诊断。鉴别其他血管炎如类风湿关节炎、结节性多动脉炎、变应性肉芽肿性血管炎（Churg-Strauss syndrome）、肺嗜酸性粒细胞浸润症（Loeffler syndrome）等。

十一、治疗

（一）去除病因

1. 药物引起者停用可疑药物，一般 2 周后皮疹可以明显消退。

2. 感染引起者治疗相应感染，包括皮肤或内脏细菌或病毒感染。

3. 食物过敏筛查及食物日志确定可疑食物或食品添加剂，并避免食用。

4. 与自身免疫相关者进行相应治疗。

5. 肿瘤筛查阳性者进行相应治疗。

（二）对症处理

仅有皮肤损害或关节症状时，选用秋水仙素或氨苯砜；伴荨麻疹者加抗组胺药物；有关节症状者使用非甾体抗炎药；严重内脏损害者使用肾上腺糖皮质激素及免疫抑制剂。

1. 秋水仙碱 为抗痛风药物，皮肤科常应用于血清病、结节性红斑、硬皮病、白塞病、淀粉样变，多用于治疗荨麻疹性血管炎。口服成人 0.5 mg 1 日 1 次或 1 日 2 次；儿童初始剂量 0.5 mg/d，数日后 5 岁以下儿童依然使用 0.5 mg 1 日 1 次；大于 5 岁者可以改为 0.5 mg 1 日 2 次，但不要超过 2 mg/d。骨髓功能低下、肝肾功能不全、孕妇、哺乳、2 岁以下小儿和对本药过敏者禁用。老年人应该减量应用。注意胃肠道反应如恶心、呕吐、食欲减退、腹泻、便秘等；注意骨髓抑制，包括血小板、血细胞减少等。偶见外周神经炎、手指发麻、全身疼痛、无力、关节痛、脱发等。

2. 氨苯砜 为抗麻风药，皮肤科适应证有脓疱性皮肤病、类天疱疮、疱疹样皮炎、坏死性脓皮病、红斑狼疮、放线菌性足分枝菌病、糜烂性扁平苔藓、聚合性痤疮、血管炎等。成人初始剂量 50 mg/d，逐渐增量至症状控制，然后尽早减量至最小维持量维持，最大剂量 500 mg/d。对砜类药物、磺酰脲类药物、噻嗪类药物、呋塞米或磺胺药过敏、严重肝肾功能障碍及精神障碍者禁用。用药前和第一个月每周检查血常规，此后每月一次，连续半年。以后半年一次。其他监测指标包括葡萄糖 -6- 磷酸脱氢酶（glucose-6-phosphate dehydrogenase，G-6-PD）测定，肝、肾功能监测。副作用注意周围神经炎、精神紊乱、贫血、血细胞减少、肾损害、肌痛、男性不育、视物模糊、皮疹等。

十二、预后

本病容易复发。无内脏受累者预后良好。累及肾、肺或中枢神经者预后差。

第3节　青斑样血管病

一、定义

青斑样血管病（livedoid vasculopathy），又名青斑样血管炎（livedoid vasculitis）或白色萎缩（atrophie blanche），是一种发生于踝部及足背部以象牙白色瘢痕为特征的疾病。本病目前不认为是过敏性疾病也非血管炎，但由于临床容易误诊，在此简要讨论。

二、发病情况

本病少见。具体患病率不详。女性多于男性，见于所有年龄，成人多见。季节性不明显。

三、家族史

家族史尚不明确。

四、特应性病史

特应性病史尚不明确。

五、临床特点

患者踝部及足背部疼痛性斑疹或丘疹，数月或数年后形成表浅溃疡、坏死黑痂，愈合后形成象牙白色网状或星状萎缩瘢痕。腿部可见网状青斑。

六、系统表现

患者可以有雷诺征，也可以伴有肢端发绀症；皮肤可以硬化。可出现红斑狼疮或类风湿关节炎症状。

七、病因

病因尚不明确。虽然又称为青斑样血管炎，但并无明确血管炎改变。组织病理可见血管阶段性透明样变和局部血栓，并无中性粒细胞核尘，直接免疫荧光可见真皮免疫球蛋白和补体沉积。可能病因是遗传性高凝血状态再加上环境作用，如局部创伤、受凉等。吸烟、久坐、运动少可能诱发或加重本病。

八、皮肤病理表现

皮肤病理表现不具特征性。可见真皮血管肥厚，出现节段透明样改变，血管内皮增生和局灶血栓，但无中性粒细胞核尘。免疫荧光 IgM、IgG 和补体沉积。

九、辅助检查

辅助检查包括血常规、红细胞沉降率、尿常规、血生化、便潜血、血风湿三项、抗中性粒细胞胞质抗体、抗核抗体、补体和病毒筛查；如发热，检查超声心动图、肺功能等，检查项目基本同变应性血管炎，主要用于鉴别诊断。

十、诊断与鉴别诊断

主要依据临床表现进行诊断。

须与下列疾病鉴别：结节性多动脉炎患者也会偶见小腿溃疡及象牙白色星状萎缩，但结节和动脉搏动减弱或消失可以鉴别。淤积性皮炎表现为水肿及静脉曲张，可以鉴别。高血压性缺血性溃疡的溃疡更大、疼痛更明显。外伤性溃疡根据病史可以鉴别。

十一、治疗

治疗主要改善外周循环，可以使用己酮可可碱（pentoxifylline）200 ～ 400 mg，bid 或 tid；对本药过敏、有出血倾向、严重高血压、动脉硬化、心肌梗死、严重心律失常者及儿童禁用。也可以使用双嘧达莫（dipyridamole）联合阿司匹林。双嘧达莫又名潘生丁，可以抗血小板聚集及扩张血管，预防治疗血栓栓塞疾病，成人单独应用 25 ～ 100 mg，tid 口服 3 ～ 6 周。12 岁以下儿童、对本药过敏者禁用。与阿司匹林联合用药每日 100 ～ 200 mg 即可。阿司匹林（aspirin）抑制血小板的黏附和聚集，100 mg qd。对本药或 NSAIDs 过敏，有哮喘、血管神经性水肿、出血倾向、消化性溃疡者以及妊娠和哺乳期妇女禁用。也可以使用其他抗凝药物如肝素、依诺肝素等，应转至内科治疗。

在本病症状明显出现炎症反应时，如明显疼痛、进展迅速，可以使用肾上腺糖皮质激素和（或）免疫抑制剂、高压氧以及静脉丙种球蛋白。叶酸、维生素 B_{12} 和 B_6 等也有辅助治疗作用。

十二、预后

预后较好，无致残风险。

第 4 节　血清病

一、定义

血清病（serum sickness）是机体对外界蛋白或血清类物质产生的Ⅲ型变态反应，非蛋白类物质也可以引发血清病样反应。

二、发病情况

国外使用异种血清如破伤风抗毒素者发病率可以高达 5%。非蛋白类物质引起的血清病样反应发病情况尚不清楚。

三、临床特点

初次接触变应原 6 天以后，致敏者再次接触变应原 1 ~ 4 天后出现发热、关节痛、皮疹、淋巴结肿大。可以合并肌痛、胸痛和呼吸困难。皮疹瘙痒、疼痛。局部注射部位有红斑、水肿、疼痛。皮疹表现为风团或猩红热样红斑、多形性红斑、环状红斑、紫癜等。

四、病因与发病机制

为某些蛋白或非蛋白类物质在易感个体引发的 Ⅲ 型变态反应。

五、辅助检查

外周血白细胞升高或降低，可有蛋白尿、血尿，低血清补体，心肌和大血管炎和周围神经炎、颅神经麻痹等。

六、诊断

根据用药史和临床表现进行诊断。

七、治疗

抗组胺药可缓解红斑、瘙痒；退热药如阿司匹林退热；糖皮质激素可系统应用于抗炎、抗过敏。

八、预后

症状出现 1 ~ 2 周后可以自愈。但是如果继续接触致敏药物会不断反复、加重。

第 5 节　荨麻疹性血管炎

一、定义

荨麻疹性血管炎（urticarial vasculitis）属于皮肤小血管炎（白细胞碎裂性血管炎），临床上表现为持久的荨麻疹样皮损，可伴有低补体血症。

二、发病情况

人群中年发病率为 5/1 000 000；伴有低补体血症的荨麻疹性血管炎更加罕见，瑞典学者估算年发病率为 0.7/1 000 000。临床上表现为慢性荨麻疹的患者中大约 5% 患者病理上表现为荨麻疹性血管炎。

三、好发人群

本病可见于任何年龄，成年人多发，研究报告发病年龄中位数为 43 岁。男：女约为 1：2。伴有低补体血症的患者几乎均为女性。

四、家族史

家族史尚不明确。

五、特应性病史

特应性病史尚不明确。

六、临床特点

本病好发于躯干和四肢近端。皮损通常表现为水肿性红斑及浸润性风团样斑块，可呈环形、弧形或靶形，也可伴有血管性水肿、淤斑。皮损通常持续超过 24 h，瘙痒感不明显，主要表现为灼热和疼痛，消退后可遗留色素沉着。

七、系统表现

补体正常的荨麻疹性血管炎患者通常仅有皮肤受累，伴有低补体血症的患者易出现全身症状。

1.肌肉骨骼系统 手足、肘部、膝部、踝部关节疼痛，严重者可有关节炎表现，是荨麻疹性血管炎最常见的系统表现。

2.呼吸系统 咳嗽、喉头水肿、咯血、呼吸困难、哮喘、慢性阻塞性肺疾病（chronic obstructive pulmonary disease，COPD）等。肺部受累是荨麻疹性血管炎患者发生并发症和死亡的主要原因。

3.肾 可有蛋白尿或镜下血尿。

4.胃肠道 腹痛、恶心、呕吐、腹泻等。

5.眼部 结膜炎、巩膜炎、虹膜炎、葡萄膜炎等。

八、病因与发病机制

本病可以由药物如血管紧张素转化酶抑制剂、青霉素、磺胺类药物、非甾体抗炎药，病毒如乙型肝炎病毒（HBV）、丙型肝炎病毒（HCV）感染引起，或继发于风湿免疫病如系统性红斑狼疮、干燥综合征等，甚至由血液或实体肿瘤引起。血液中形成的免疫复合物沉积在血管壁导致荨麻疹性血管炎。抗原-抗体复合物形成后即可激活经典补体途径，从而生成补体C3a和C5a，引起肥大细胞脱粒，导致荨麻疹。C3a和C5a还会导致血管通透性增加及中性粒细胞趋化。浸润的中性粒细胞释放蛋白水解酶，导致进一步的组织破坏和水肿。

九、辅助检查

红细胞沉降率（erythrocyte sedimentation rate，ESR）升高，补体C1q、C3和C4降低、抗核抗体（antinuclear antibodies，ANA）阳性是最常见的实验室检查异常结果。其中补体降低与疾病的严重程度相关，是全身症状的敏感指标。

部分患者会出现乙型或丙型肝炎病毒血清学阳性、EB病毒抗体滴度升高或疏螺旋体血清学阳性。伴有肾受累的患者尿常规可出现尿蛋白或红细胞阳性。

十、皮肤病理表现

本病伴有血管壁坏死的轻度白细胞碎裂性血管炎，受累部位通常为毛细血管后微静脉。有时可见嗜酸性粒细胞。

免疫荧光病理可见血管周围免疫球蛋白、补体 C3 或纤维蛋白沉积。基底膜带也有可能出现颗粒状沉积。

十一、诊断

荨麻疹样皮损超过 24 h 不消退，持续或反复发作超过 6 个月，结合白细胞碎裂性血管炎的病理表现可考虑诊断荨麻性血管炎。需要注意进一步检查血清补体水平，是否存在低补体血症。

1. 低补体血症性荨麻疹性血管炎综合征（hypocomplementemic urticarial vasculitis syndrome，HUVS） 诊断标准（满足 2 条主要标准和 ≥ 2 条次要标准可诊断）如下：

主要标准：① 持续至少 6 个月的荨麻疹；② 低补体血症；

次要标准：① 皮肤活检提示血管炎；② 关节痛或关节炎；③ 葡萄膜炎或巩膜炎；④ 肾小球肾炎；⑤ 反复发作的腹痛；⑥ C1q 水平降低且 C1q 沉淀试验阳性。

2. 低补体血症性荨麻疹性血管炎（hypocomplementemic urticarial vasculitis，HUV） 不能满足 HUVS 诊断标准但伴有低补体血症的患者可诊断为 HUV。

十二、治疗

本病尚无标准治疗方法，应根据症状轻重选择治疗药物。

1. 轻症 一般对症治疗即可。抗组胺药物可减轻皮疹相关的瘙痒、疼痛和肿胀，非甾体类抗炎药可减轻关节痛和关节炎。

2. 中度 抗组胺药和非甾体抗炎药治疗无效且患者无危及器官 / 生命的疾病表现时可使用糖皮质激素联合氨苯砜、秋水仙碱或羟氯喹治疗。

3. 重症　患者合并难治性症状或危及器官 / 生命疾病的表现时，可联合糖皮质激素与其他免疫抑制剂，如吗替麦考酚酯、甲氨蝶呤、硫唑嘌呤和环孢素。

4. 其他　有研究报道使用利妥昔单抗、卡那单抗和奥马珠单抗治疗荨麻疹性血管炎取得很好疗效，未来可能会成为首选方案。

十三、预后

预后呈慢性过程，多数仅累及皮肤，可以在数年后缓解。补体水平正常的荨麻疹性血管炎通常为良性，有低补体血症的患者病情较严重，可能出现显著的并发症甚至死亡。肺部受累是死亡的主要原因，大多是由 COPD 的并发症所致。

第8章

食物过敏

一、定义

食物过敏反应（food allergy）是指食物通过过敏反应机制导致的炎症反应。食物变态反应只是食物反应的一种。食物反应包括由食物引起的一切不良现象，如头痛、消化道反应、呼吸道反应、皮疹、过敏性休克以及肝肾毒性。食物变态反应特指食物通过变态反应机制引发的一系列变态反应。

二、发病情况

本病并不少见。国外报告儿童食物反应的发生率为2%～8%，成人则为1%～2%。使用食物激发试验发现常见过敏原为牛奶、鸡蛋、花生及海鲜，过敏患病率为1%～10.8%；水果和坚果（不包括花生）的过敏患病率为0.1%～4.3%；对蔬菜的过敏率为0.1%～1.4%；对小麦、豆类和芝麻的过敏率低于1%。在西方发达国家，食物过敏的患病率呈逐年上升趋势。我国具体患病率不详。

三、好发人群

3岁以下儿童和婴幼儿好发。日本学者研究发现在特应性皮炎患者中，食物反应（极可能为变态反应）的发生率为90.5%（其中鸡蛋83.5%，牛奶51.5%，大豆33.5%，小麦20.0%，大米2.5%）。无性别和种族差异。

四、临床特点

1.单纯食物过敏 由食用敏感食物引发阵发性皮肤潮红、瘙痒、荨麻疹、血管性水肿甚至过敏性休克；也可以发生血管炎、湿疹及诱发或加重特应性皮炎。成年人由于食入鱼、虾、牛羊肉或饮酒导致的荨麻疹非常常见。由食入蒜、桃、腰果等引起的过敏性休克也不少见。

2.食物相关过敏表现 食物依赖-运动诱发性荨麻疹（见前文）或食物依赖-运动诱发的严重过敏反应（food-associated, exercise-induced anaphylaxis）指食用某些食物后再运动所引发的严重过敏反应，甚至过敏性休克。单纯食用这些食物或单独运动均不引起发作。

五、反应时间特点

根据反应时间，食物变态反应可以分为以下几型：

1.偶发型 又称间歇型。指患者对不经常食用的食物产生过敏反应。由于过敏的食物不经常食用，因此变态反应偶然发生，仅在食用敏感食物后发作。比如有些人不常食用腰果，因此对腰果致敏后，可以在食用腰果后发生反应。速发型变态反应包括阵发性潮红、瘙痒、水肿性红斑、风团、血管神经性水肿、过敏性休克以及湿疹等。一般在食入后数分钟至数小时内出现反应。本型诊断相对比较容易，反复发作后许多患者自己也可以诊断。

2.季节型 指患者对季节性明显的食物敏感，食用后出现变态反应。临床表现与偶发型相同，只是呈明显季节性。这种情况也比较容易诊断。由于目前食物季节性越来越不明显，本型已经不多见。

3.周期型 指食物敏感者在食入大量敏感食物后，变态反应暂时耗竭了食物特异 IgE 分子，出现了暂时性的间歇期，此时再食入敏感食物则不出现反应。这种情况诊断较难，似乎患者有时可以食用某一食物，有时又不能食用。

4.常年型 又称长期型。指患者对长期食用的食物过敏，结果变态反应常年持续发作，临床上很难考虑到临床上出现的皮肤反应与食用食物有关。这种情况在临床上并不少见，不做变应原检测试验很难诊断。

六、病因

食物可以通过Ⅰ型变态反应或Ⅳ型变态反应引发皮肤反应。Ⅲ型变态反应可能引发血管炎，Ⅱ型反应可以引发类似天疱疮的皮疹。

1. Ⅰ型变态反应 多在食入敏感食物后数分钟至数小时内发生，并多在24 h内消退。除食入敏感食物可以致敏导致变态反应外，食物也可通过吸入花粉造成食物过敏，如花粉 - 食物过敏综合征即指由于某些水果与花粉有相同过敏原，因此对花粉过敏的患者，可以对与该花粉有类似过敏原的水果产生过敏反应。某些食物还可通过皮肤接触引发速发型接触性反应。比如厨师接触土豆，可以引发局部红斑、风团，甚至湿疹样皮疹，但多在去除变应原后24 h内消退。引起此型反应的变应原多是水溶性糖蛋白，分子量10～70 kd，耐热，不容易被蛋白酶分解。进入机体后刺激机体产生过敏原特异IgE分子，诱导变态反应。常见过敏食物有鸡蛋、牛奶、花生、大豆、鱼、甲壳类、坚果和小麦、芝麻。已知过敏原分子包括花生Ara h1、Ara h2和Ara h3；鸡蛋白Gal d1、Gal d2和Gal d3；大豆Gly m1；鱼Gad c1以及虾 -Pen a1等。容易引发严重过敏反应（anaphylaxis）的食物包括花生、坚果、甲壳类食物以及牛奶。

2. Ⅲ型变态反应 可以通过食物IgG或IgM介导的变态反应引发皮肤或其他脏器血管炎，目前研究不多。

3. 食物也可以通过T淋巴细胞介导迟发型超敏反应产生皮疹。特应性皮炎患者在食用敏感食物后的皮炎加重应该与此有关。食物引起的Ⅳ型变态反应多在进食后24～48 h（多数在2或3天内）发生，表现为红斑发疹、湿疹样皮疹及瘙痒。某些情况下也可表现为痒疹，迄今为止深入研究不多。

七、诊断

主要根据病史、临床表现和特异性试验进行诊断。食物引起的Ⅰ型变态反应多在食入敏感食物后数分钟至数小时内发生，并多在24 h内消退。其他型过敏反应也多在食用后3天以内发生。食用某种食物后超过3天以后发生的反应可以不考虑该食物过敏反应。虽然食物引起的急性荨麻疹多一些，确诊的由食物过敏引起的慢性荨麻疹仅占慢性荨麻疹患者的2%左右。病史中要特别注意食用后发生反应的时间，注意临床表现是否符合过敏反应。鼓励患者做食物日记，以明确食物（包括调味品）与临床症状的关系。

八、诊断试验

食物过敏的试验诊断方法很多，一般包括以下几种试验：

1. 血清中食物变应原特异性 IgE 的检测　本方法特异性高，但由于食物变态反应的变应原非常复杂，体外检测结果经常与临床不符。这可能有很多原因。比如食物反应的原因可能是假变态反应，检测的不是主要抗原决定簇等。

2. 食物皮肤划痕试验　适用于标准及非标准食物变态原检测；详见第 2 章。

3. 食物皮肤点刺试验　适用于标准及非标准食物变态原检测；详见第 2 章。

4. 食物变应原皮内注射试验　是常用的食物变应原检测之一，适合标准变应原的检测。临床上经常发现患者对多种食物呈阳性反应，但与临床患者症状符合率仅 30％左右。

5. 回避试验　即忌口。一般不主张盲目忌口，应该在临床高度怀疑，且有一定试验依据的基础上有选择地忌口。如果怀疑是Ⅰ型变态反应，忌口时间 2 周即可。如果忌口没有任何症状改善，再食用也无反应，可以排除该食物过敏。如果忌口后症状减轻或消失，再食用复发，则不要再食用该食物。怀疑Ⅲ型变态反应，则应忌口 2～3 个月。

6. 激发试验　是诊断食物变态反应的金标准。一般情况下可以采用开放激发试验（open food challenge，OFC），即患者和医生均知道在进行激发试验，因此主观性较大。由于症状受心理因素影响较大，因此临床上多用双盲安慰剂对照的口服激发试验（double-blind，placebo-controlled，oral food challenge，DBPCFC），由于操作复杂，临床难以实施，只在临床上经常规治疗无效的湿疹皮炎及荨麻疹患者，怀疑食物变态反应时采用。具体步骤如下：

（1）试验前 7 ～ 10 天，停止食用可疑过敏食物及抗组胺类药物。

（2）试验前 12 h，停止食用 β 受体激动剂。

（3）试验前 1 个月内，停止使用口服肾上腺糖皮质激素。

（4）试验当天，做食物变应原皮肤划痕试验，并结合病史决定激发试验测试食物。

（5）给患者食用可疑致敏食物，一般阳性反应在激发后 10 ～ 120 min 内出现，如 3 天内未发生任何反应，可以认为无反应，继续测试另一种食物。

（6）阳性反应表现为皮肤瘙痒、红斑或发疹样皮疹。也可出现消化道反应如恶心、呕吐、腹痛、腹泻，还可表现为呼吸道反应如喷嚏；有些人还可表现为发热或嗜睡。试验中要注意有可疑过敏性休克反应的食物不应测试；皮肤划痕试验阴性的食物可排除变态反应，不必再行激发试验。

7. 斑贴试验 目前临床还未广泛应用，敏感性和特异性尚缺乏研究。

九、治疗

患者教育至关重要，尤其是怀疑会发生过敏的患者，一定要让其理解相关过敏原知识、避免食用过敏原。患者应该了解自己生活工作区域内医疗机构的分布，并在身上佩戴有自己病史的卡片备查。由于食物过敏原也可以通过皮肤接触或吸入引发反应，因此不光是不食用过敏食物，还要做到不接触、不吸入该变应原。此外还要注意避免交叉过敏。可能的交叉过敏原包括：鸡蛋与鸡肉，牛奶与牛肉，牛奶与羊奶，各种鱼之间，花生、荚豆类和大豆，小麦与其他谷物，坚果类之间等。

根据临床表现采取相应的治疗，具体内容请参见本书荨麻疹、湿疹、特应性皮炎以及过敏性休克等相关内容。

食物减敏治疗如鸡蛋减敏治疗已经有报告。目前在研究评价的治疗方法有 IgE 单克隆抗体、抗细胞因子抗体以及中药治疗。

十、预防

尽早明确自己敏感的食物，有针对性地忌食，并避免皮肤接触和吸入过敏食物。不要盲目大量忌口。

对鸡蛋存在Ⅰ型变态反应，尤其是有过敏性休克史的患者注射含鸡蛋蛋白的疫苗时要慎重，必要时在具备抢救条件的情况下做皮肤点刺试验决定是否可以注射疫苗。

十一、预后

目前还没有办法根治食物过敏反应。大多数婴幼儿（85%）随年龄增长会逐渐耐受过敏食物，不再出现反应。牛奶、大豆、鸡蛋和小麦过敏容易耐受，而花生、鱼、树坚果和甲壳类过敏则可能持续到成年。

食物严重过敏反应可引发过敏性休克、喉头水肿等严重反应，可致患者死亡。花生、坚果、海产品和水果是常见的致死原因。近来由牛奶引起者也有报告。致死风险因素包括以下几种：

1.诊断不及时，将可能出现的重症过敏反应误认为一般过敏反应。临床上当患者出现下列情况时，必须密切注意是否会发生严重过敏反应（过敏性休克）：

（1）严重荨麻疹、广泛风团。

（2）呼吸困难。

（3）吞咽困难。

（4）胸部压迫感或发紧。

（5）喷嚏。

（6）声嘶。

（7）自觉咽部有肿块。

（8）查体咽、舌、面、唇肿胀。

（9）晕倒。

（10）自觉情况不好。

2.治疗不及时，当出现严重过敏反应时没有及时使用肾上腺素。

3.忽略既往病史，没有重视患者既往食用某种食物后的类过敏性休克症状，仍然让患者食用过敏食物。

第 9 章
吸入变应原过敏

一、定义

吸入变应原过敏指由吸入变应原（inhalant allergen）引发的过敏反应。吸入变应原指可以通过呼吸道吸入的变应原，可以分为室外吸入变应原和室内吸入变应原，包括尘土、尘螨、粉尘、花粉、真菌、人及动物皮屑、羽毛、唾液、昆虫尸体碎片及其分泌物等。

二、发病情况

吸入变应原过敏非常常见，如在湿疹皮炎或荨麻疹患者中尘螨的过敏率在 50% 以上。普通人群中对尘螨等吸入变应原的致敏情况尚缺乏研究。

三、临床特点

吸入变应原过敏可以引起花粉热（枯草热）、过敏性鼻炎、过敏性哮喘、特应性皮炎、某些湿疹和荨麻疹等多种疾病。单纯临床表现没有特异性，但是皮肤病患者多伴有呼吸道过敏症状或眼部过敏症状，如鼻、眼痒，流涕、喷嚏、流泪等。患者可能出现阵发性的红斑、瘙痒表现，但是不留意很难发现与吸入变应原的关系。红斑、风团和瘙痒反应通常在接触敏感变应原后数分钟内迅速发生，并在数小时，多数在 24 h 内消退。湿疹样反应则发生时间和消退时间均晚。

季节性面部皮炎是一种特殊的面部皮炎，呈季节性发作，多见于春秋季。研究发现尘螨及花粉等变应原与季节性面部皮炎有一定关系，可能存在对这些变应原的 I 型变态反应及 IV 型变态反应。

其他湿疹皮炎类疾病与吸入变应原也可能有关。如我们曾经发现手部湿疹患者吸入变应原皮肤皮内试验阳性率明显高于其他患者，但吸入变应原变态反应是否会加重手部皮炎尚待进一步研究。

四、常见变应原

吸入变应原又称为气传或气源性变应原（aeroallergens），主要通过呼吸道吸入致敏机体，引发呼吸道过敏反应，但也可以接触皮肤导致气源性接触性皮炎。各种吸入变应原具有相似的物理特征，即颗粒小，一般直径 1 ～ 35 μm，可以于空气中飘浮。多数吸入变应原是水溶性蛋白质，分子量在 10 ～ 60 kd，可以快速通过口鼻腔黏膜。

（一）屋尘

室内飘落的尘土由无机土壤颗粒、螨虫、动物及人的皮屑、动物毛、花粉、真菌、昆虫碎片、昆虫排泄物、腐烂的纤维和藻类等组成，其中螨虫是主要的致敏原之一。

（二）螨虫

螨虫包括屋尘螨（dermatophagoides pteronyssinus）及粉尘螨（dermatophagoides farina）、热带无爪螨和梅氏嗜霉螨等。尘螨属于节肢动物门、蛛形纲。体长近 0.3 mm。取微量室内尘土加一滴蒸馏水混合均匀，在 5×8 倍低倍显微镜下观察即可见到螨体。尘螨最适生长温度为 18 ～ 26℃，相对湿度需＞ 70％。温度低于 0℃或相对湿度低于 50％均可致螨死亡。尘螨主要靠皮屑生活，因此在床铺、被褥、衣物、床单、床垫、枕等物品上较易找到尘螨，而墙角桌下等处则不容易检出。尘螨粪球颗粒是主要变应原，内含尘螨消化过的食物和消化酶。次要变应原包括活螨虫体、虫体分泌物及螨虫尸体分解产物。Lynch 等人用基因重组技术研究了尘螨变应原发现 1/3 诱发 IgE 的抗原为 Der P2，1/4 的抗原为 Der P5，1/5 的抗原为 Der P7。粉尘螨主要生长于粮食、棉絮及毛皮之中。与屋尘螨有交叉抗原。

（三）昆虫

室内常见昆虫，如蟑螂的尸体、粪便及排泄物，也是常见的室内吸入变应原。

（四）皮屑

动物及人的皮屑以及兽毛、羽毛等也是重要的吸入变应原，虽然在室内及室外均有，但主要是室内的吸入变应原。

（五）真菌

真菌主要见于温暖潮湿的环境，如地下室、平房或较低的楼层室内以及室外环境等都有大量真菌，是不可忽视的气源性变应原之一。

（六）花粉

花粉包括豚草、艾蒿、柳树等花草树木的花粉。根据开花季节可分为春季花粉、夏季花粉及秋季花粉。

（七）其他

其他可挥发性或可飘浮的化学物质均可作为气源性变应原引起临床症状。如室内装饰后的漆、甲醛等可通过气源性接触或吸入，在敏感者面部甚至阴部引发皮疹。

五、发病机制

吸入变应原免疫原性强，对于敏感个体，吸入或皮肤接触此类变应原可以引起 IgE 介导的 I 型变态反应或 T 淋巴细胞介导的 IV 型变态反应。个体接触吸入变应原后是否产生临床症状，主要取决于个体和变应原两个方面：一方面是个体是否在短期内大量接触变应原或长期中低量接触变应原；另一方面是个体自身敏感性的高低。目前还不清楚为什么有些人会发生吸入物变态反应，而多数人长期处在相同的环境中却不发生反应。

吸入变应原可直接由呼吸道吸入激发 I 型变态反应；这些变应原如果飘落至皮肤表面，还可以引起 I 型或 IV 型变态反应。吸入变应原是否引发 II、III 型变态反应，目前还不清楚。

（一）特应性皮炎

特应性皮炎近年来发病率逐渐增高，因此受到广泛关注。已经发现青少年和成人阶段特应性皮炎发病与吸入变应原的关系较为密切。吸入变应原可通过破损皮肤直接接触进入体内。特应性皮炎患者皮肤水分丧失增加，皮肤屏障功能下降，变应原更易穿透皮肤。但吸入变应原主要通过呼吸道屏障进入血液循环致敏机体。有下列证据支持吸入变应原Ⅰ型变态反应参与了特应性皮炎的发病：

1. 吸入变应原皮肤试验多呈阳性结果　Leung 等用屋尘螨浸液皮肤点刺试验发现，87.3％的特应性皮炎患者在 20 min 内出现水肿性红斑、风团等局部速发型Ⅰ型变态反应。

2. 特异性 IgE 抗体检测　Scalabrin 等人发现特应性皮炎患者血清中屋尘螨和真菌特异性 IgE 的阳性率分别高达 95％和 50％。Tanaka 证实患者血清尘螨特异性 IgE 水平明显高于正常对照组。Lindgren 等人的研究进一步表明特应性皮炎患者血清中吸入变应原特异性 IgE 升高的水平与其皮损和瘙痒的严重程度，以及病程持续时间成正相关。Ricci G 的研究则证实，特应性皮炎患者屋内尘螨的浓度与患者的过敏状态，包括血清尘螨特异性 IgE 水平及皮试阳性率明显相关。

3. 激发试验　人工经呼吸道吸入变应原在敏感的特应性皮炎患者可以诱发特应性皮炎皮损。这样的例子很多。

4. 避免吸入变应原对皮损的影响　人们研究发现，对吸入变应原敏感的特应性皮炎患者在远离吸入变应原或降低变应原浓度后，特应性皮炎皮损可以明显改善。

5. 变应原特异性免疫（减敏）治疗　特异性吸入变应原减敏治疗目前已有成功治疗特应性皮炎的报告。

（二）荨麻疹

能够引起荨麻疹的吸入变应原主要包括：植物花粉、屋尘螨、真菌孢子以及动物皮屑等。欧洲学者对比了艾蒿花粉和普通花粉过敏患者之间的差异，发现前者哮喘和荨麻疹的发病率远高于后者，因此艾蒿是一种非常重要的诱发荨麻疹的植物。香烟烟雾中的尼古丁也证明可以作为一种吸入变应原诱发荨麻疹。还有报告对鱼类过敏的患者闻到鳕鱼和比目鱼的味道时即出现皮肤风团，可能因为吸入了空气播散的鱼颗粒的结果。花店职员接触百合花和郁金香花粉也有突发哮喘和荨麻疹的报告。农作物种植者也有很多因吸入烟草类杀虫剂而出现皮肤风团。医务工作者常需使用橡胶手套，而手套上附有大量含有橡胶蛋白的微粒，吸入这些颗粒使荨麻疹在医务人员中的发病率也增加。下述事实证明了吸入变应原在荨麻疹发病中的作用。

1. 变应原检测试验 王春利等对 900 例慢性荨麻疹患者临床分析显示62.4％的患者有一种以上吸入变应原浸液皮内试验阳性，其中屋尘和尘螨的阳性率分别为 60.9％和 52.9％，多价霉菌和艾蒿花粉的阳性率也较高。在另一组研究中，詹春松等发现荨麻疹患者屋尘和尘螨皮内试验阳性率更高，可达 62.3％和 71.1％。李大宁利用 Pharmacia CAP 系统对荨麻疹患者进行吸入变应原筛选试验，发现 34.3％的患者血清中有吸入变应原特异性IgE 抗体，而广东地区慢性荨麻疹患者的血清粉尘螨和蟑螂特异性 IgE 抗体阳性率分别为 37％和 50％。

2. 激发试验 如上文所提到的百合花和郁金香花粉、医用手套上的橡胶颗粒以及香烟中的尼古丁等，这些荨麻疹患者血清中均可检测到相应的特异性 IgE 抗体，同时患者吸入这些物质可出现风团，证明了其致敏性。

（三）湿疹

多数特应性皮炎患者在用尘螨、花粉、真菌等吸入变应原斑贴 48 h后，局部出现湿疹样皮损。斑贴试验阳性患者局部皮肤活检发现有吸入变应原特异 Th1 淋巴细胞浸润。证明 Th1 淋巴细胞介导的Ⅳ型变态反应参与了特应性皮炎发病和加重过程。Van Reijsen 等研究发现特应性皮炎患者尘螨浸液皮肤点刺试验阳性反应局部同时存在尘螨特异性 Th1 和Th2 淋巴细胞。另一项研究进一步证实对尘螨浸液皮内试验呈双相反应的特应性皮炎患者，局部 Th2 淋巴细胞在一定条件下可转化为 Th1 淋巴细胞。因此，吸入变应原诱发的Ⅰ型和Ⅳ型变态反应与特应性皮炎发病都有一定关系。

六、诊断

根据病史、体检及吸入变应原检测试验进行诊断。

1.病史　对吸入变应原存在变态反应的患者往往在吸入敏感变应原后发生反应。比如在收拾房间、衣物或被褥床铺时发生反应，提示为对屋尘或尘螨过敏；进入潮湿的房间、树林或沼泽发生反应，则提示为霉菌过敏；季节性地发生反应，多提示为花粉或霉菌过敏。

2.皮肤检查　吸入变应原可以引起荨麻疹、特应性皮炎以及外暴露部位皮肤，如面部、颈部及双手的湿疹皮炎，临床特点可以提示诊断。

3.过敏原检测试验　检测试验包括吸入变应原皮内试验、划痕试验、点刺试验、斑贴试验、特应性斑贴试验及体外试验、激发试验等。详见本书第二章。

七、治疗

主要根据病因进行治疗，对于现症的皮疹对症治疗。详见本书有关章节。

推荐阅读　［1］Lynch NR，Thomas WR，Garcia NM，et al. Biological activity of recombinant Der p 2，Der p 5 and Der p 7 allergens of the house-dust mite Dermatophagoides pteronyssinus. Int Arch Allergy Immunol，1997，114（1）：59-67.

［2］Leung R，Jenkins M. Asthma，allergy and atopy in southern Chinese school students. Clin Exp Allergy，1994，24（4）：353-358.

［3］Scalabrin DM，Bavbek S，Perzanowski MS，et al. Use of specific IgE in assessing the relevance of fungal and dust mite allergens to atopic dermatitis：a comparison with asthmatic and nonasthmatic control subjects. J Allergy Clin Immunol，1999，104（6）：1273-1279.

［4］Tanaka M，Aiba S，Matsumura N，et al. IgE-mediated hypersensitivity and contact sensitivity to multiple environmental allergens in atopic dermatitis. Arch Dermatol，1994，130（11）：1393-1401.

［5］Lindgren L，Wahlgren CF，Johansson SG，et al. Occurrence and clinical features of sensitization to Pityrosporum orbiculare and other allergens in children with atopic dermatitis. Acta Derm Venereol，1995，75（4）：300-304.

［6］Ricci G，Patrizi A，Specchia F，et al. Mite allergen（Der p 1）levels in houses of children with atopic dermatitis：the relationship with allergometric tests. Br J Dermatol，1999，140（4）：651-655.

［7］王春利，尹玉琴，王占华，等.慢性荨麻疹900例临床分析.中华皮肤科杂志，1992，25（5）：314.

［8］詹青松，张文玉，王慈贤，等.432例慢性荨麻疹的抗原皮试及脱敏疗效分析.中华皮肤科杂志，1992，25（5）：383-384.

［9］李大宁. 吸入变应原筛选试验（Phadiatop）检测法在荨麻疹病因筛查中的应用. 临床皮肤科杂志，1997，26（4）：235-237

［10］van Reijsen FC，Bruijnzeel-Koomen CA，Kalthoff FS，et al. Skin-derived aeroallergen-specific T-cell clones of Th2 phenotype in patients with atopic dermatitis. J Allergy Clin Immunol，1992，90（2）：184-193.

主要参考文献

［1］Bolognia JL，Schaffer JV，Cerroni L. 皮肤病学（第 4 版）.朱学骏，王宝玺，孙建方，等译.北京：北京大学医学出版社，2016.

［2］赵辨.中国临床皮肤病学.南京：江苏科学技术出版社，2009.

［3］叶世泰.变态反应学.北京：科学技术出版社，1998.

［4］Grammer LC，Greenberger PA. 帕特森变态反应性疾病（第 6 版）.顾瑞金，译.北京：人民卫生出版社，2004.

［5］Freedberg IM，Eisen AZ，Wolff K，et al. Fitzpatrick's Dermatology in General Medicine. 5th ed. New York：McGrow-Hill，1999.

［6］李邻峰.皮肤科常用中成药安全用药手册.北京：科学技术出版社，2015.

［7］李邻峰.湿疹皮炎与皮肤过敏的诊断与治疗.北京：北京大学医学出版社，2010.

［8］邓丹琪，李林峰.过敏性皮肤病的全面管理.昆明：云南科技出版社，2009.

［9］李林峰.皮炎湿疹的诊断与治疗.北京：人民军医出版社，2007.

［10］李林峰.特应性皮炎.北京：北京大学医学出版社，2006.

［11］李林峰.皮炎湿疹的发病机制.北京：人民军医出版社，2006.

［12］李林峰.皮炎湿疹的临床诊断.北京：人民军医出版社，2006.

［13］李林峰，施辛，王文慧，等. 皮炎湿疹的治疗.北京：人民军医出版社，2006.

［14］李林峰.肾上腺糖皮质激素在皮肤科的应用.北京：北京大学医学出版社，2004.

［15］李林峰.接触性皮炎与皮肤变态反应.2版.北京：北京大学医学出版社，2003.

［16］李林峰.接触性皮炎.北京：北京医科大学中国协和医科大学出版社，1995.

［17］李林峰.皮肤性病学.北京：北京医科大学出版社，2001.

［18］Johansen JD，Lepoittevin VMJ，Frosch PJ. Contact Dermatitis. 6th ed. Switzerland：Springer Nature Switzerland AG，2021.